長生きでも

脳が老けない人の習慣

株式会社わかさ生活 代表取締役 角谷 建耀知

監修 阿部 康二／森下 竜一／古和 久朋／河田 康志

アスコム

突然ですが、次の3つの絵を覚えてから、
次のページに進んでください。

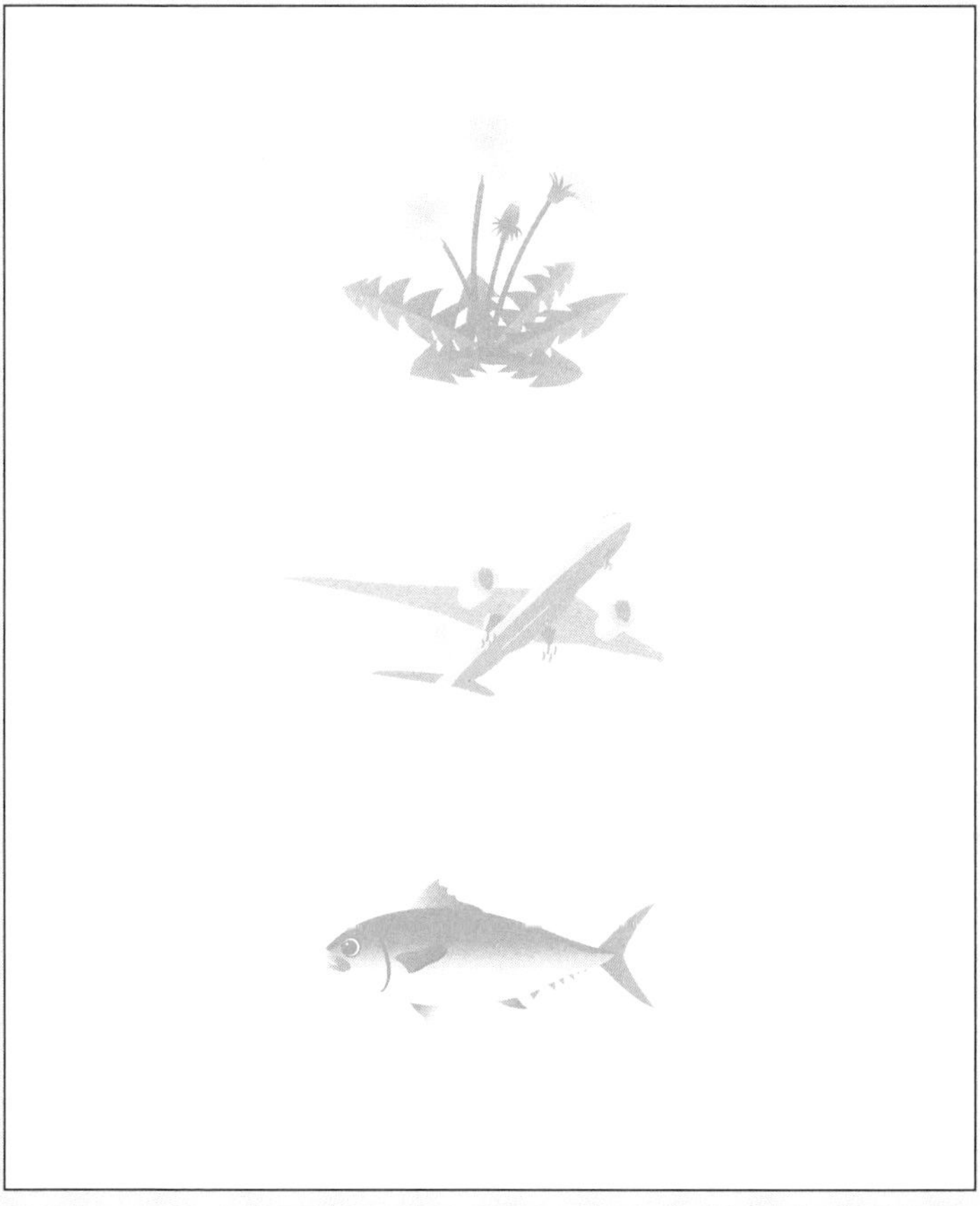

次のひらがなで書かれた「引き算」の
答えを数字で答えてください。

例
じゅうごひくはち ＝ 7

さんじゅういちひくご ＝ □

ななじゅうにひくなな ＝ □

ろくじゅうはちひくきゅう ＝ □

次の展開図を立体にすると①～③の
どれになるか番号で答えてください。

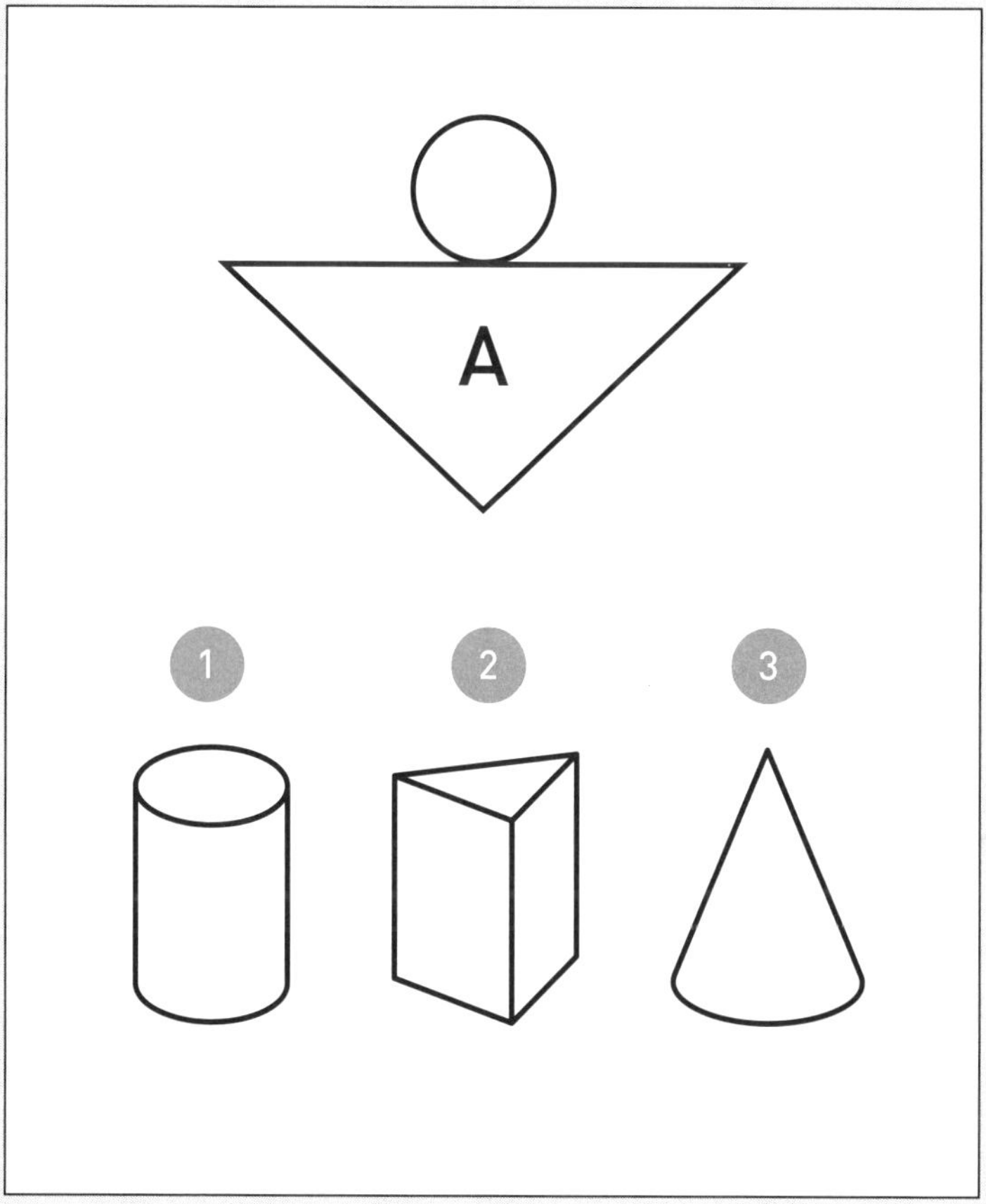

箱の数を数えてください。

1

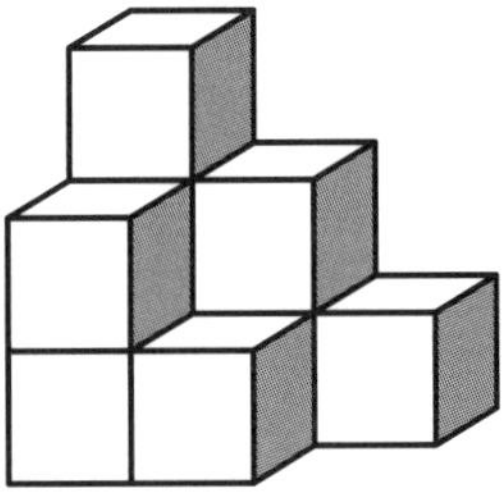

個

2

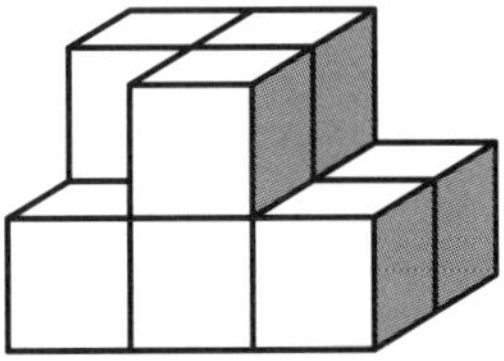

個

**最初のページで覚えた
3つの絵はどれでしょうか。**

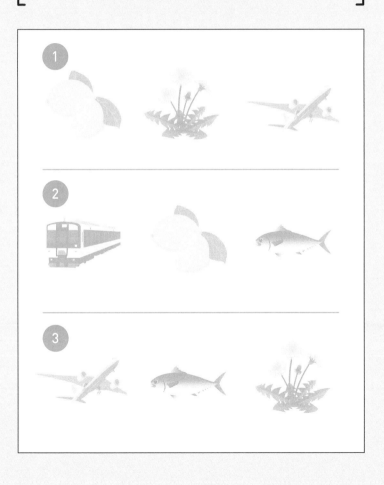

1

2

3

ここまでご覧いただいたのは、
認知機能、つまり脳の働き具合を
チェックするテストの一部です。
スイスイ答えられた人もいれば、
「あれ？」と少し考えてしまった人もいるでしょう。

このようなテストでわかるのは、「認知症かどうか」ではありません。
認知症になる恐れのある「プレ認知症かどうか」です。
プレ認知症の状態を、専門的には

「MCI（軽度認知障害）」

と呼びます。

今、このＭＣＩの早期発見が、
社会や医療界で大きなテーマとされています。

なぜなら、ＭＣＩの段階で手を打つことが、

認知症を遠ざける最大にして
最後のチャンスだからです。

しかし残念ながら多くの人がＭＣＩを知らず
「年のせい」として見過ごしてしまっています。

認知症にはなりたくない。
家族にもなってほしくない。
もしそう思っているならば、絶対に覚えていただきたいことがあります。

MCIとの戦い方を知れば、いつまでも若々しい脳を守れる。

これが、この本のテーマです。
ご自身やご家族のことを思い出してみてください。

- 「あれ、なんだっけ？」と思うことが増えた
- 脳トレや頭の体操が気になるようになった
- 親のもの忘れが心配になってきた

- 糖尿病や高血圧などの持病がある
- 趣味や人との交流が少ない気がする
- 認知症で家族に迷惑をかけたくない
- 親や配偶者を施設に預けるのは嫌
- いつかは認知症になると諦めている

ひとつでも思い当たったら、
この本はきっと、あなたの不安を
消し去る役に立ちます。

年のせい？と思ったら
MCIに要注意!!

MCI＝軽度認知障害。認知症ではないが、
認知機能の低下が見られる状態。

1年で 10%が 認知症に移行	5年で 40%が 認知症に移行
自覚症状が 少なく 気づきにくい	14〜44%が 正常な状態に 回復する

MCIの期間の過ごし方次第で
認知症は防げる!

認知症まで進行してしまうと、現在の医療では根治させることができません。
しかし保険診療を受けられるのは認知症になってから。
しかも、認知機能をチェックする機会はほとんどありません。

そんな中で今、医師や自治体などがもっとも力を注いでいること。
それが「ＭＣＩから認知症への進行を止めること」にほかなりません。
ポイントは３つ。

❶ ＭＣＩになるのを可能な限り遅らせること

❷ ＭＣＩを早期発見すること

❸ ＭＣＩの進行を防ぎ、改善させること

これらの具体的な方法をまとめたのが本書です。

認知症の最大のリスクは「長生き」だと皮肉をいわれることがあります。
確かに脳の機能が年をとるごとに衰えるのは事実です。

でも安心してください。
MCIの段階までにきちんと対処すれば、
長生きでも認知症の魔の手から逃れることはできます。

40歳を過ぎれば、認知症からの「逃げ切りレース」は始まっています。

ぜひ本書を読んで、いつまでも健康で穏やかな人生を手に入れてください。

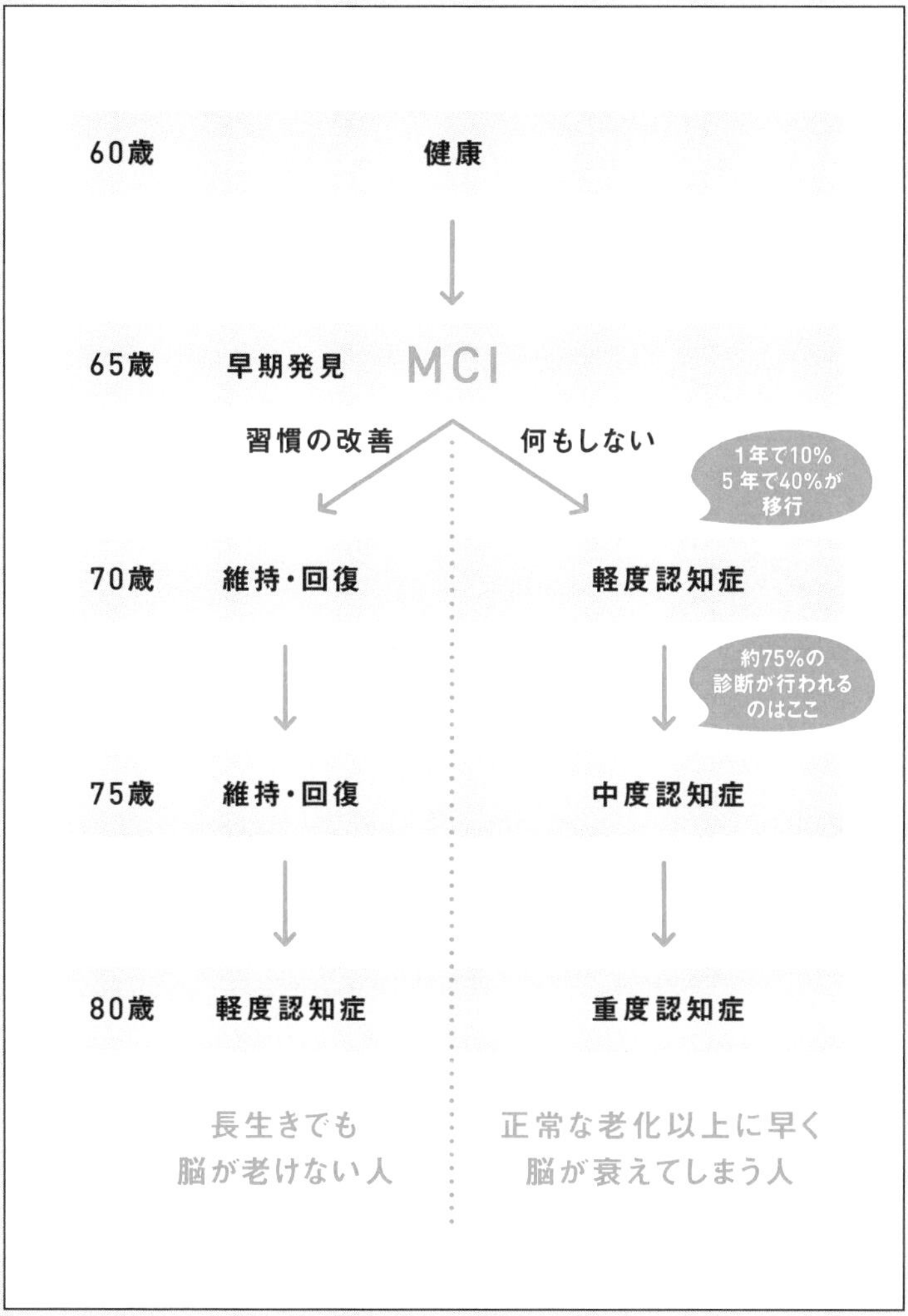
60歳
健康
65歳
早期発見
MCI
習慣の改善
何もしない
1年で10%
5年で40%が
移行
70歳
維持・回復
軽度認知症
約75%の
診断が行われる
のはここ
75歳
維持・回復
中度認知症
80歳
軽度認知症
重度認知症
長生きでも
脳が老けない人
正常な老化以上に早く
脳が衰えてしまう人

はじめに

本書を手にとっていただき、ありがとうございます。

ご挨拶が遅れました。わかさ生活の角谷 建耀知と申します。

皆さんは、脳、そして頭の健康について、日頃どのくらい考えていますか。おそらく、自分や家族に何の問題もなければ、そこまで強く意識することはなかっただろうと思います。

脳が健康なうちから予防の努力をするのは、難しいものですよね。

血圧や血糖値や体脂肪率のように、定期的に健康状態を測定して〝黄色信号〟が灯ればいいのですが、頭の働き具合を測る機会はほとんどありません。

ですから「なんとなく忘れっぽくなった」「なんとなく物覚えが悪くなった」といったことがあっても、年のせいかなと片付けてしまいがちです。

でも実は、これが大問題。
「なんとなく」は黄色信号で、本人や家族が「そろそろ認知症かな？」と思う頃には、すでに症状が進行して〝赤信号〟になっているケースが大半なのです。

そこでこの本では、脳の健康に関わる4人の専門家の方々にお力を借りて、
・脳の黄色信号をいち早く発見する方法
・元気な脳を長く保つための習慣
をわかりやすくまとめました。

本の冒頭でも書いた通り、脳の健康を維持する最大・最後のチャンスは「認知機能の低下をＭＣＩで食い止めること」にあります。監修いただいたどの先生に伺っても、ＭＣＩの早期発見と、そこからの認知機能維持・回復がカギだという見解は一致していました。

本編では、脳が衰える仕組みから、ＭＣＩが予防のカギになる理由、ＭＣＩを早期

発見する方法、認知機能の低下を防ぐ食習慣、運動習慣まで、幅広く解説しました。
日頃の習慣次第で、長生きで若々しい脳を保つことはできるのです。

この本を手にとってくださった皆さんには、ぜひ本書を読んで脳の健康を守っていただきたいと思います。

なぜなら私自身、脳と頭の健康について毎日意識せざるを得ない人生を歩み、人一倍の脳への意識を持って生きてきたからです。

個人的な話になりますが、私は18歳の頃に脳腫瘍を患い、命と引き換えに視野の半分を失いました。

自分のことだけではありません。早くに両親が離婚したため、私は祖母に面倒をみてもらっていたのですが、あるとき祖母は認知症を発症します。私は祖母が大好きでした。しかし認知症が進むにつれて、祖母の脳から私の記憶が消えていきました。

大好きな家族の顔や名前や、それまで共に生きてきた思い出、お互いに注ぎあった愛情が消えてしまう。これほど悲しいことはありません。とてつもない喪失感です。

こうした体験は、私が会社を起こす原動力になりました。皆さんにいつまでも若々しく健康でいてもらいたい。それが「わかさ生活」という会社名に込めた想いです。

そして事業を営む中で、幸いにして多くの先生方と出会う機会に恵まれ、さまざまな研究結果を集めることができました。その情報を、商品としてだけでなく、皆さんに役立つ知恵としても提供したい。そう思って書いたのがこの本です。

認知症は、ときに家族の穏やかな暮らしや関係性までも壊してしまう、悲しい病気です。ぜひ大好きなご家族の顔を思い浮かべて、本書を読み進めてください。

この本が皆さんの幸福な将来のために少しでも役立つのなら、これほど嬉しいことはありません。

イントロダクション——1
はじめに——14

序章

意外と知らない？ 認知症の基礎を知ろう——25

認知症の基本❶ 「脳の老化＝認知症」ではない——26
認知症の基本❷ 「もの忘れ」と「認知症」の違い——28
認知症の基本❸ 患者の9割が三大認知症——32
認知症の基本❹ 認知症は中核症状から周辺症状へ拡大していく——34
認知症の基本❺ 日本の認知症患者は増える一方——38
認知症の基本❻ 認知症は予防可能な生活習慣病——41
認知症の基本❼ 予防のポイントはＭＣＩの早期発見——44
認知症の基本❽ 見逃すな！ ＭＣＩのサイン——46
認知症の基本❾ 家族の精神的負担が大きい——48

第1章

脳の健康は家族との幸せな将来のために——51

● 今から習慣を見直せば若い脳は守れる！——52
● 3カ月会わないだけで別人のように変わる家族——54
● 「疲れのせい」と思ったら……5年で会話も困難に——57
● 大切な人を苦しめていることがわからなくなる——59
● 「親を施設に入れたくない」感情優先で家庭が壊れることも——61

●認知症患者は交通事故の加害者にも被害者にもなる——63
●お互いのことを忘れないために——66

第2章

科学的に正しい認知症対策——69

●アルツハイマー病の原因は、脳にたまるゴミ——70
●ゴミの毒で脳の細胞が殺される——71
●アルツハイマー病は35年で死に至る——73
●若年性認知症に潜む遺伝子「ApoE4」——75
●認知症は症状と画像で診断される——76
●認知症は治らない、だから遅らせる——81
●MCIの5年間がラストチャンス——82
●MCIに治療薬はない——86
●アルツハイマーの危険因子=心疾患、脳血管疾患の危険因子——89
●糖尿病患者はアルツハイマー病にかかりやすい？——92
●インスリン抵抗性を改善する糖質制限——96
●酸化ストレスを抑えることが脳の病気を抑える——99
●MCIのまま人生を逃げ切る——102

第3章

認知症予防の最前線　105

●ＭＣＩの前に見つけるのはとても困難　106
●認知症の人にやさしいまち「神戸モデル」　110
●疑いがあるときにどこへ行けばいいか　113
●受診者の18％が認知症、８％がＭＣＩ　115
●目の動きから3分で認知機能を評価する　118
●気軽に参加できる「認知症カフェ」　123
●外出自粛は認知症を進行させる？　125

第4章

あなたはどっち？ 認知症に近づく生活・遠ざける生活　129

●ＭＣＩで逃げ切るために生活習慣を改める　130
●おしゃれをするｏｒすっぴんでいる――認知症の進行は化粧で遅くなる　132
●新しい店に行くｏｒなじみの店に行く――脳は未知との出会いで活性化する　134
●料理をつくるｏｒ料理を食べる――料理をつくるときの脳はフル回転　136
●よく笑うｏｒよく泣く――笑顔になると免疫力がアップする　138
●分からないことは人に聞くｏｒなんでもスマホで検索――スマホに頼ると「思い出す力」が衰える　140

郵 便 は が き

切手を
お貼りください

105-0003

（受取人）
東京都港区西新橋2-23-1
3東洋海事ビル
(株)アスコム

長生きでも脳が老けない人の習慣

読者　係

本書をお買いあげ頂き、誠にありがとうございました。お手数ですが、今後の出版の参考のため各項目にご記入のうえ、弊社までご返送ください。

お名前	男・女	才
ご住所　〒		
Tel	E-mail	
この本の満足度は何％ですか？		％
今後、著者や新刊に関する情報、新企画へのアンケート、セミナーのご案内などを郵送または eメールにて送付させていただいてもよろしいでしょうか？　□はい　□いいえ		

返送いただいた方の中から**抽選で3名**の方に
図書カード3000円分をプレゼントさせていただきます。

当選の発表はプレゼント商品の発送をもって代えさせていただきます。
※ご記入いただいた個人情報はプレゼントの発送以外に利用することはありません。
※本書へのご意見・ご感想およびその要旨に関しては、本書の広告などに文面を掲載させていただく場合がございます。

●本書へのご意見・ご感想をお聞かせください。

ご協力ありがとうございました。

第5章

専門医がオススメ！　お家でできるエクササイズ――163

●日記を書くｏｒ本を読む――記憶力を維持する「出力作業」――142
●買い物が好きｏｒ節約が好き――お金を使えば前頭葉がフル回転する――144
●ほどよく投資派ｏｒコツコツ預金派――予想・予測が脳には刺激的――146
●歯みがきとフロスｏｒ歯みがきだけ
――歯周病がアルツハイマー病を悪化させる――148
●徹夜も辞さない夜型ｏｒ徹夜回避の朝型――就寝は午後9時～11時の間に――150
●老眼鏡に頼るｏｒなるべく裸眼ですごす
――「見えにくさ」は認知機能を低下させる――152
●ウォーキングｏｒ社交ダンス――3つの効果がある社交ダンス――154
●電話で話すｏｒビデオ通話で話す――聴覚＋視覚でさらに脳は元気になる――156
●お風呂派ｏｒシャワー派――体温が上がるとAベータの蓄積が抑制される――158
●ドラマは録画して「一気見」ｏｒドラマはリアルタイムで毎週見る
――長時間のテレビ視聴は危険――160

●7つの脳活エクササイズ――164
●基本の「週一×7・5メッツ運動」――166
●誰かと一緒に「ペアウォーキング」――168
●お家でできる「コグニサイズ」――170
●生活のついでにできる「ながらサイズ」――173

●脳の血流を増やす「思い出トーク」――175
●認知機能を向上させる「アニマルセラピー」――177
●鳴らすだけ「楽器セラピー」――179

第6章 最新研究でわかった！ 科学的に正しい脳を守る食事法――181

●認知症を「食」で予防する――182
●予防効果の高い３つの食事法とは――183
●気をつけたい糖化とコレステロール――189
●認知症を予防する５つの食材――191
●認知症を食から予防する最終兵器、サプリメント――196
●脳細胞を酸化ストレスから守るポリフェノール――198
●インドではアルツハイマー病の発症率が低い!?――201
●Aベータ、タウの凝集を抑制する「ロスマリン酸」――203
●ロスマリン酸には脳の老化を防ぐ効果もある――207

第7章 それでも家族が認知症になってしまったら――209

●血縁に認知症がいない人が珍しい時代になる――210
●認知症高齢者の１年間の在宅介護費用は約２２０万円――212

●介護人材不足に徴兵制ならぬ「徴介護制」――214
●認知症に気づく3つのコミュニケーション――216
●施設か、在宅か。本人が元気なうちに決める――219
●男性は80歳、女性は85歳を超えたら許してあげる――221
●「検診に行こう」――222
●認知症の人を叱っても治らない――224
●小学生の問題をやらせない――226
●幼稚言葉を使わない――227
●認知症の人の「ごめんね」は、とりつくろい反応――228
●本人の聞こえるところで症状の話をしない――230
●夜の物色には、あえて手に取りやすいところに食べ物を置く――231
●昔の趣味を再開させる――232
●だから、脳をいつまでも健康に維持する――234
おわりに――236
プロフィール――238
参考文献――239

序章

意外と知らない？
認知症の基礎を知ろう

【認知症の基本①】「脳の老化＝認知症」ではない

私たちの体は加齢とともに老化します。脳もほかの機能と同じように老化します。年をとるにつれて少しずつ萎縮してきます。

脳が萎縮する主な原因といわれるのは、脳の神経細胞が少なくなることです。一説によると、毎日およそ10万個もの神経細胞が失われていくといいます。しかし、脳全体にある神経細胞は約１４０億個。全部なくなるまでには４００年近くかかります。10万個失ったからといって脳の機能が急激に衰えるわけではないのです。

それどころか、脳の一部には神経細胞を新しくつくる能力があるといわれ、**高齢者の脳でも新たに神経細胞がつくられる**ことが明らかになっています。

脳の老化によって起きる現象が、認知機能の低下です。

・何をするにしても覚えるのに時間がかかる

・つい最近の出来事なのに記憶が正確ではない
・知っているはずの人や場所の名前をど忘れする
・のどもとまで出かかっているのに出てこない
・注意力が散漫になっていて頼まれごとを忘れる
・集中力が長続きしなくなる

こういったことは、年をとると誰にでも起こる現象で、若い頃のように走れなくなったとか、量を食べられなくなった、といった現象と同じレベルです。**加齢とともに脳が老化しても、日常生活に影響がないなら心配することはありません。**

ただし、認知機能の低下が加齢によるものではなく病気によるものだとしたら、たいへんです。あっという間に認知機能が著しく低下し、自分だけで生活することがままならなくなります。

それが、**「認知症」**です。**いつまでも脳を健康に維持することができれば、回避できる病気**でもあります。

【認知症の基本②】「もの忘れ」と「認知症」の違い

認知症とよく間違いやすい脳の老化現象が「もの忘れ」。認知症との大きな違いは、**記憶の一部だけを忘れているのか、すべてを忘れているのか**という点です。

たとえば、「朝、何を食べましたか？」という質問に対して、「食べたことは覚えているけどメニューが思い出せない」という場合はよくあるもの忘れです。しかし、「朝食を食べたかどうかわからない」という場合は認知症の可能性があります。

同じように、「買い物に出かけて、何を買おうと思っていたかを忘れる」という場合はさほど心配はいりませんが、「買い物に出かけたのに外出した理由を忘れる」「自分がどこにいるのかわからなくなる」というような場合は、認知症が疑われるので注意が必要です。

もの忘れをしている自覚が「ある」か「ない」かもポイントです。

脳の老化によるもの忘れの場合は、自分がもの忘れをしていることで不安になったり、忘れないようにメモをとったり、一生懸命思い出そうと努力したりします。また、もの忘れは多くなっているかもしれませんが、日常生活を送るうえで大切なことは忘れないので、人の手を借りずに自立して暮らすことができます。

しかし、認知症の場合は、本人に忘れている自覚がまったくないので、「忘れたこと」を気にすることはありません。まわりの人にもの忘れを指摘されても何を言われているのか理解できず、会話したこと自体を忘れて、何度も同じ話を聞いたり話したりするようになります。

さらに症状が進行すると、「コンロの火を止め忘れる」「水を出しっぱなしにする」「近所で迷子になる」、「財布やクレジットカードなど大切な物をよく失くす」「道具の使い方がわからなくなる」など、**日常生活全般に支障をきたすような行動が増えて自立して暮らすことが困難になります。**

■「認知症」は体験した記憶がスッポリ抜ける

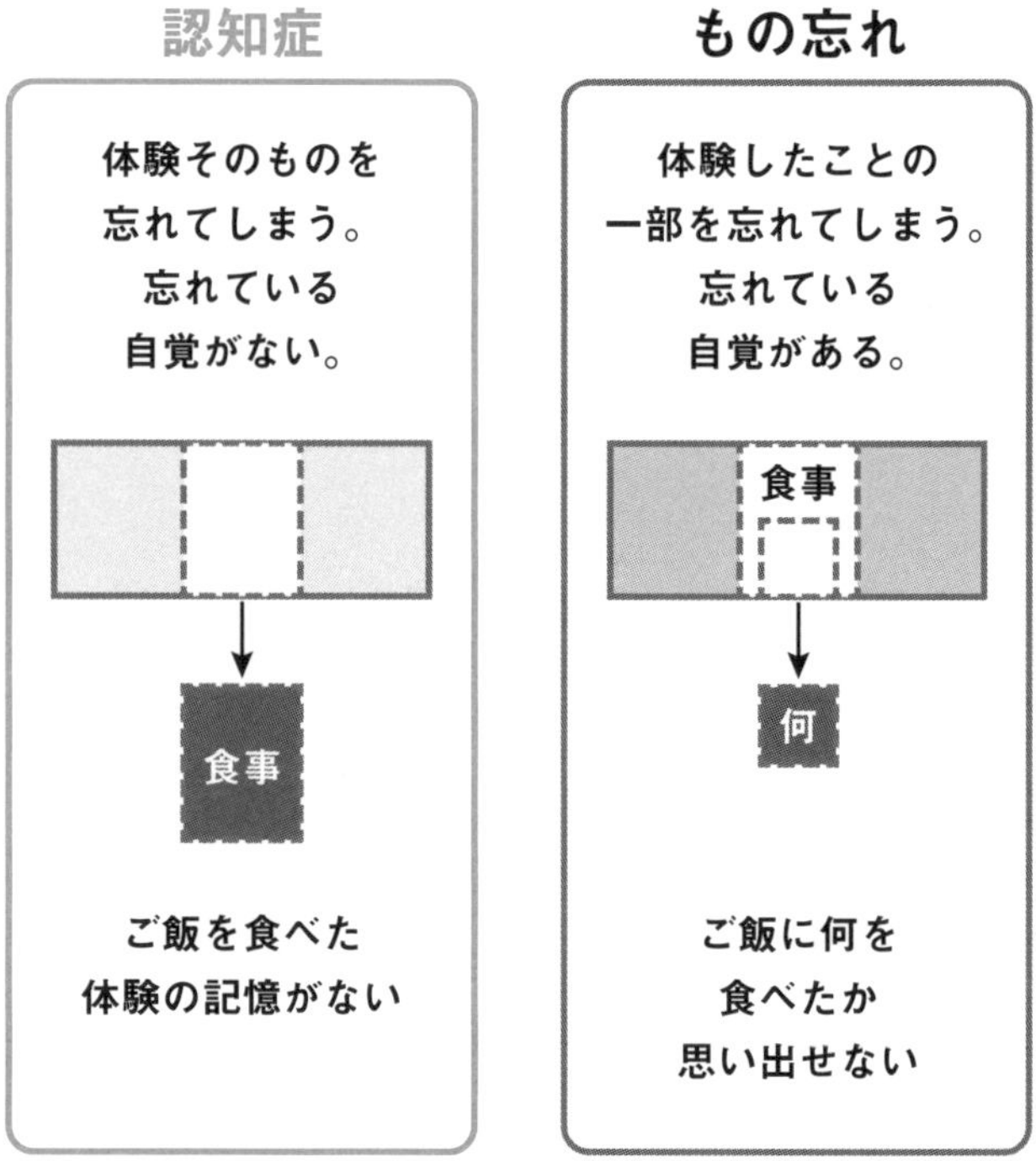
認知症
体験そのものを
忘れてしまう。
忘れている
自覚がない。
食事
ご飯を食べた
体験の記憶がない
もの忘れ
体験したことの
一部を忘れてしまう。
忘れている
自覚がある。
食事
何
ご飯に何を
食べたか
思い出せない

■「認知症」と「もの忘れ」の比較

	認知症	もの忘れ
忘れる内容	体験そのもの	体験の一部
自覚	なし	あり
進行	する	なし
生活	支障あり ・火の消し忘れ ・迷子 ・大事なものを失くす ・何度も同じものを買う	支障なし
感情	感情的になる 意欲が低下する	変わりなし
日時	季節や日付がわからない	季節や日付は覚えている
判断力	低下する	変わりなし
原因	神経細胞の変性	生理的な老化

■ 認知症患者の半数以上がアルツハイマー型

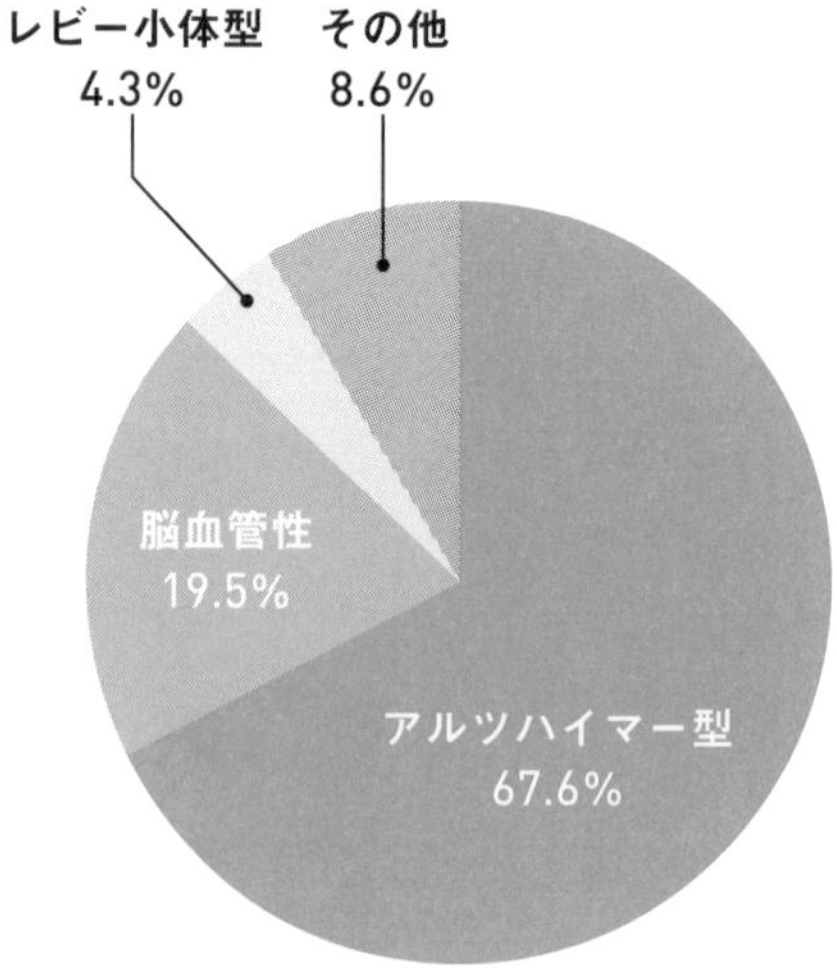

（出典）厚生労働科学研究費補助金認知症対策総合研究事業
「都市部における認知症有病率と認知症の生活機能障害への対応」
平成23年度～平成24年度　総合研究報告書より作成

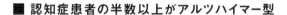

■ 三大認知症の特徴

	原因	症状の特徴
アルツハイマー型	アミロイドβ（Aベータ）やタウというたんぱく質が脳の中にたまることで脳細胞や神経伝達物質がダメージを受けて変質し、脳の全体が萎縮して引き起こされるといわれる	軽度の記憶障害から徐々に進行して症状が変化し、最終的には介護が必要になるほど重症化するケースも珍しくない
脳血管性	「脳梗塞」や「脳出血」、「くも膜下出血」など、脳の血管に詰まりや出血が生じる病気によって脳へ正常に血液が行き渡らなくなり、神経細胞が損傷を受けて死滅することで起こる	記憶障害のほか、脳のどこの細胞が死滅したかに応じて、身体機能の低下や知覚麻痺、言語障害などの症状を伴うことが多い
レビー小体型	脳の神経細胞にレビー小体と呼ばれる異常な構造物がつくられることで起こる	幻視・幻聴が起こりやすく、妄想や睡眠障害、抑うつ、身体の硬直や歩行困難といった症状が表れることも
その他の認知症	「前頭側頭葉変性症」「進行性核上性麻痺」「大脳皮質基底核変性症」「神経原線維変化型老年期認知症」「クロイツフェルト・ヤコブ病」など	

【認知症の基本④】
認知症は中核症状から周辺症状へ拡大していく

認知症の症状として最初に現れるのが、同じ話を何度も繰り返したり、日付や曜日がわからなくなったりする「中核症状」です。そして、この中核症状と並行して出てくるのが、「行動・心理症状（BPSD）」です。

周辺症状ともいわれ、**不安、焦燥、妄想、幻覚、うつ症状などの心理症状と、興奮、暴言・暴力、徘徊、失禁などの行動障害**があります。

BPSDは、誰にでも同じように現れるというわけではなく、患者本人の性格や周囲の環境、人間関係、ストレスなど、多くのものに影響されます。また、初期だから症状が軽いというわけでもありません。

たとえば、もともと娘や嫁と仲が悪かったお母さんが家族に対してひどく怒りっぽくなってしまうこともあれば、家族関係が非常に良好なお母さんがニコニコしながら自発的に行動しなくなってしまうこともあります。

そのほか、醤油やトイレットペーパーなど同じ物ばかりを買ってきてしまう、汚れた服を着る、季節に合わない格好をする、物を盗まれたと思い込む、自分が見捨てられたと落ち込む、怒りっぽく攻撃的になる、夜間に大声を出す、いきなり暴れる……。家庭内でのけ者にされていると感じてひとりで徘徊するケースも、認知症全般に多いＢＰＳＤの症状です。

また、今日の夕食分と言ったものでも何でも見つけた瞬間に食べていた人が、急に食べ物に興味関心がなくなって食べなくなってしまうなど、時期によって行動パターンが変化する場合もあります。

ＢＰＳＤは一度発症してしまうと患者と介護者との意思疎通が難しくなり、それによるストレスや不安がさらに患者の症状を悪化させるといった悪循環につながりがちです。しかし、逆に言えば、ＢＰＳＤを管理することで、介護者の負担を軽減することができるということでもあります。

■ 中核症状から周辺症状へ

認知症の症状の進行の仕方

中核症状

記憶障害、見当識障害、
実行機能障害、
理解・判断力障害、計算能力障害など

↓

性格や資質、ライフ
スタイルや生活環境が影響

BPSD（行動・心理症状）

不安、焦り、うつ、興奮、
睡眠障害、幻視、
幻聴など

■ 代表的な中核症状

障害	具体的な症状
記憶障害	・同じ話を何度も繰り返す ・食事したことを覚えていない ・約束したことを忘れる ・忘れている自覚すらない
見当識障害	・今日の日付や曜日、季節などがわからなくなる ・自分の場所を認識できなくなり、歩き慣れている道や家の中でも迷う ・家族を見ても誰かわからない
失行	・日常的に行っている服の着替えや簡単な家事などの手順がわからなくなる ・相手の言葉を理解して言葉を話せなくなる
失語	・見たり、聴いたり、触ったりというような五感で物事を判断できなくなる
失認	・判断力が低下して考えがまとまらなくなり、論理的に計画を立てて行動できなくなる
実行機能障害	・無計画な行動に走ったり、指示されないと何もできなくなったりして自立して行動することが困難になる

【認知症の基本⑤】日本の認知症患者は増える一方

いまや認知症は、世界規模の大きな課題ですが、なかでも最も高齢化が進んでいて「認知症大国」と呼ばれているのが、日本です。

ＯＥＣＤ（経済協力開発機構）が公表した２０１７年版の医療に関する報告書によると、日本の認知症患者の割合（有病率）は２・33％と先進国35カ国中トップで、ＯＥＣＤ平均の１・48％を大きく上回るという結果でした。

全国10市町における65歳以上の住民計約９０００人を対象に行われた厚生労働省の研究報告書によると、**日本の認知症患者数は２０１２年時点で約４６２万人、65歳以上の高齢者の約15％が認知症**であると推計されています。

それと同時に、認知症予備軍といわれるＭＣＩ（軽度認知障害）の高齢者も約４００万人いることが報告され、これらを合わせると約８６２万人、つまり**高齢者全**

体の4人に1人が、認知症もしくは軽度認知障害を抱えているということが明らかになりました。

また、その後に内閣府が発表した「平成29年度版高齢化白書」によると、2020年時点における認知症患者の推定人数は約602万人となっており、65歳以上の6人に1人が認知症というデータが出ています。

さらに今後、戦後のベビーブーム世代が後期高齢者になることを背景として認知症になる人も確実に増えることが予想され、高齢化社会のピークをむかえる2025年には認知症の患者数は約700万人に達し、65歳以上の高齢者の約20％が認知症になると見込まれています。

つまり数年後には、日本の高齢者の5人に1人が認知症という時代が来るということです。

認知症はもはや他人事ではなく、自分はもちろん、家族も含めて、誰もが直面しうる身近な問題なのです。

■ 年代別、認知症患者の割合

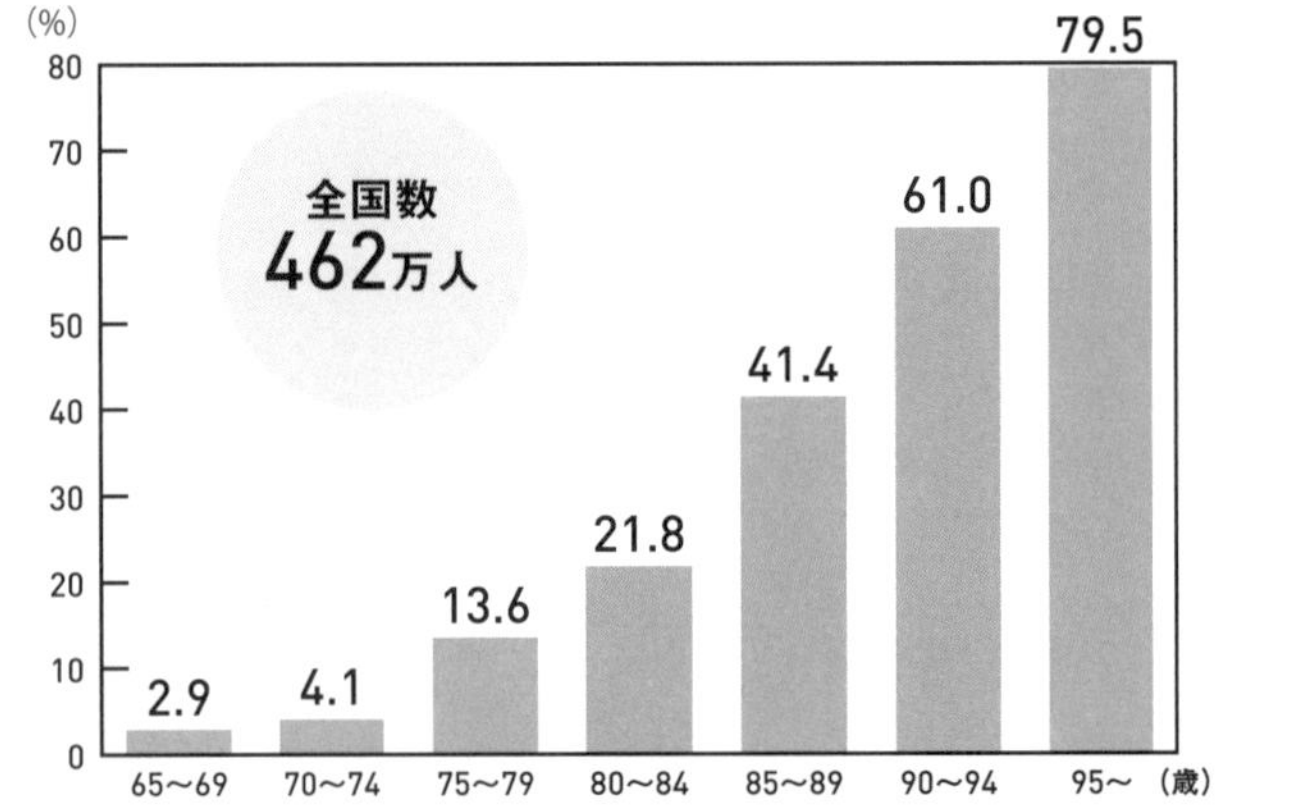

(出典) 厚生労働省研究班推計 (2013)

■ 20年後には4人に1人が認知症に

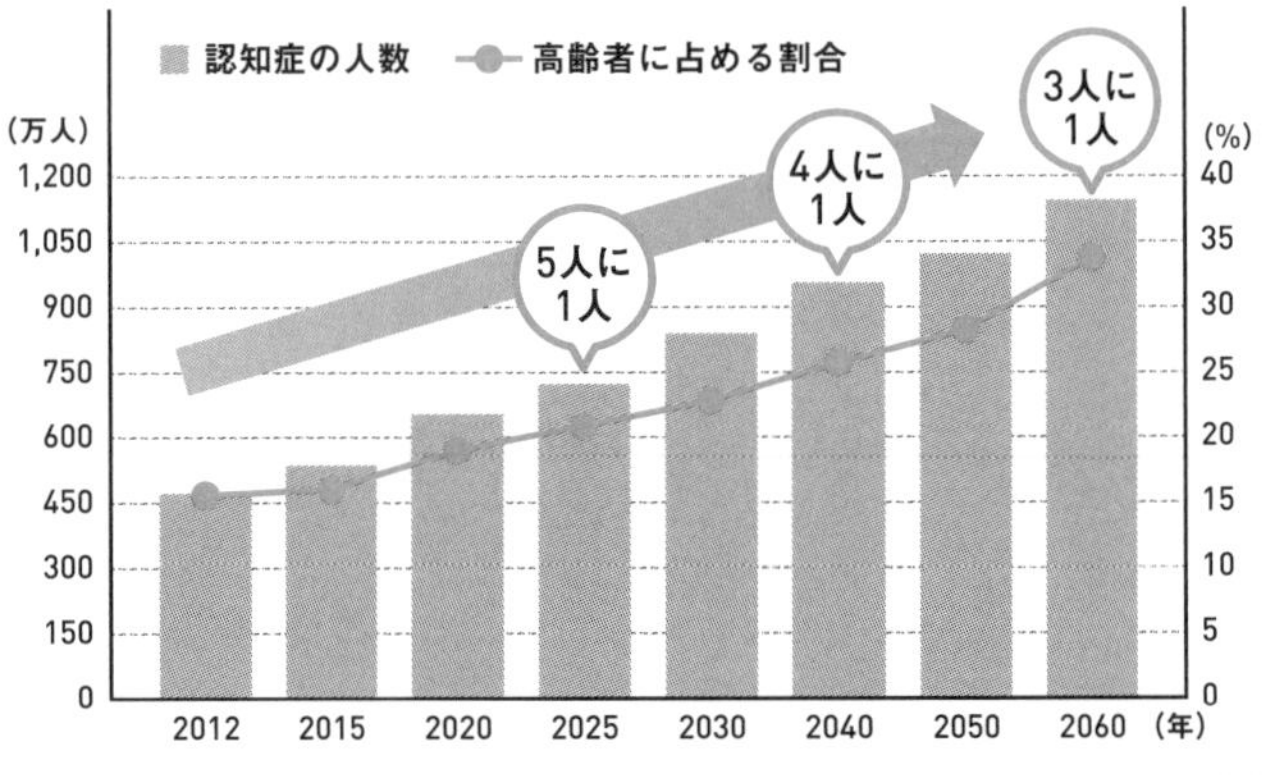

(出典) 平成26年度厚生労働科学研究費補助金特別研究事業
「日本における認知症の高齢者人口の将来推計に関する研究」より作成

【認知症の基本⑥】認知症は予防可能な生活習慣病

株式会社わかさ生活によって2021年に実施された「認知症」に関する意識調査によると、認知症になると約9割が「家族に負担をかける」、約6割が「経済的に負担が増す」という不安を持っている一方で、認知症予防は約7割の人が特に何もしていないという結果が出ています。

つまり、認知症を恐れているにもかかわらず、何の対策もしていない人が非常に多いということです。この背景には、一般的に「認知症は予防できるもの」という意識が薄いことが挙げられています。

しかし、近年の研究では、認知症が生活環境や生活習慣と大きく関係していることが解明され、規則正しい生活、食生活の改善、適度な運動などによって「認知症になりにくい」脳や体をつくることが可能であることが明らかになってきています。

■ 生活習慣の影響は大!

WHO認知症予防ガイドライン

- 運動習慣
- 体重管理
- 禁煙
- 血圧管理
- バランスの良い食事
- 糖尿病の管理
- 不適切な飲酒の防止
- 脂質異常症の管理

- 認知トレーニング
- うつ病の予防
- 社会交流
- 難聴の管理

ガイドラインの
12個中8個が**食習慣**や**運動習慣**など
ほかの**生活習慣病**に関係している！

■ 糖尿病・高血圧が認知症の大きなリスク

糖尿病患者がアルツハイマー型
認知症を招くリスク

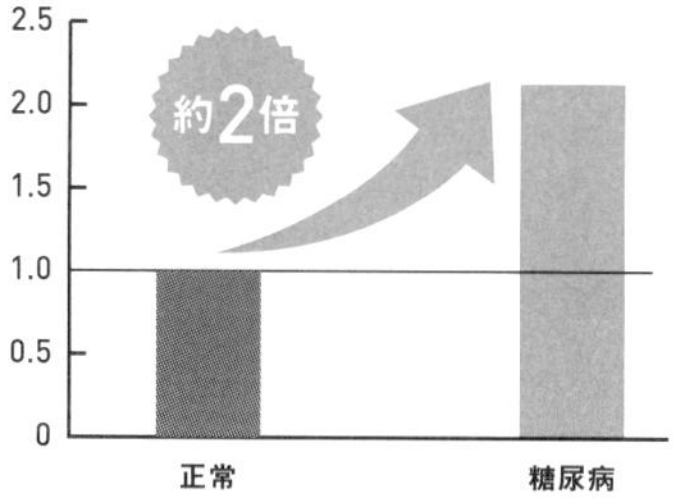

高血圧症患者が
脳血管性認知症を招くリスク

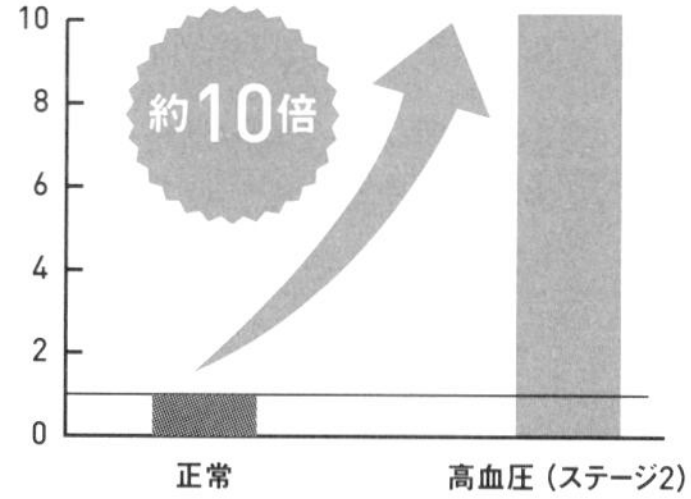

認知症予防のための具体的な食習慣、運動習慣は本書の第4章、第5章で解説しています。

（出典）九州大学大学院の研究チームによる調査（久山町研究）

■ 認知症の予備軍MCIとは

厚生労働省による定義

①年齢や教育レベルの影響のみでは
　説明できない記憶障害が存在する
②本人または家族によるもの忘れの訴えがある
③全般的な認知機能は正常範囲である
④日常生活動作は自立している
⑤認知症ではない

- 65歳以上の約400万人がMCI！
- MCIの40％が5年で認知症に！
- MCIの10％が1年以内に認知症に！

↓

**MCIにいち早く気がつき、
認知症に進行させないことが
予防のカギ！**

■ MCIで食い止める!
アルツハイマー型認知症の逃げ切り戦略

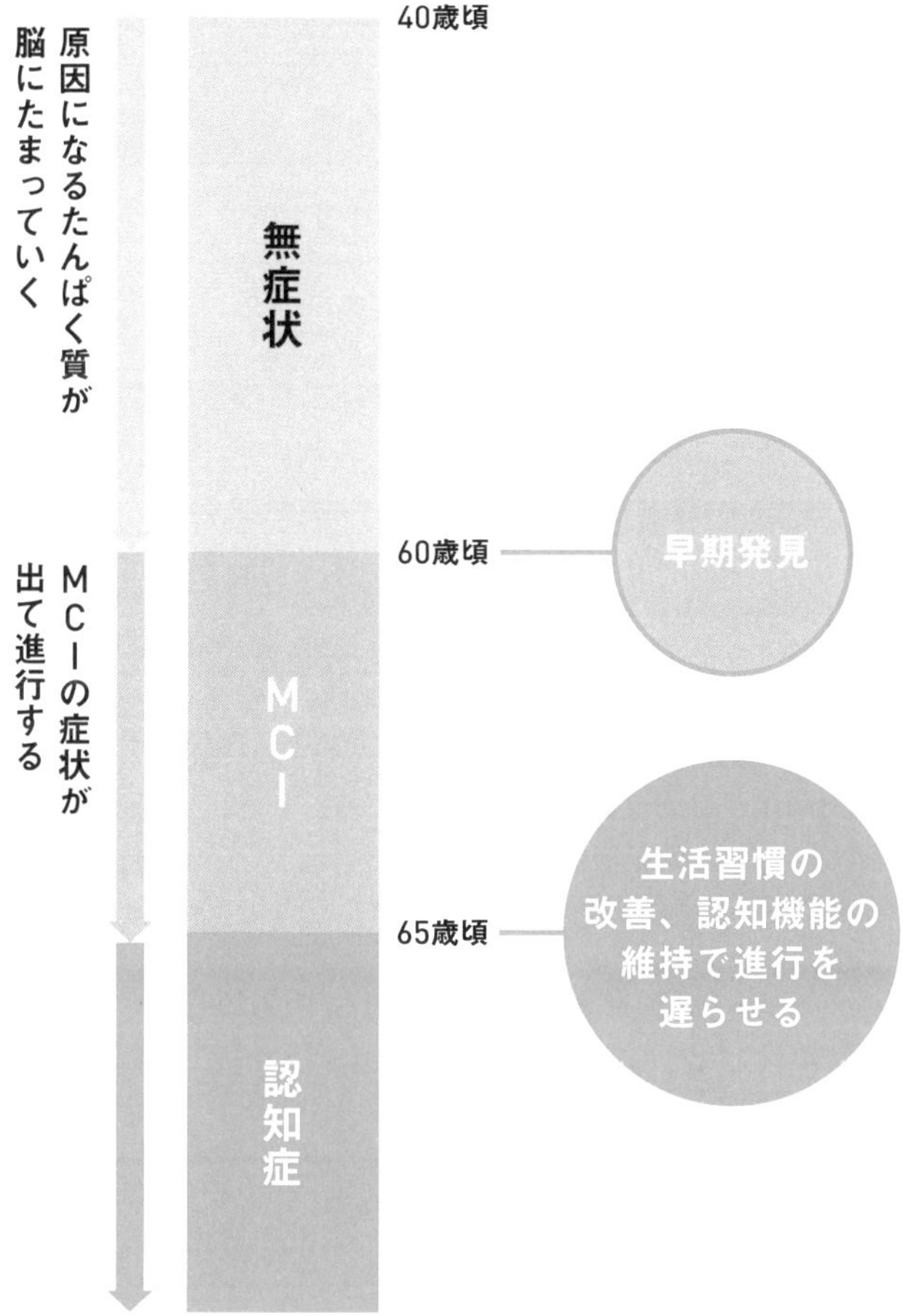
40歳頃
原因になるたんぱく質が
脳にたまっていく
無症状
60歳頃
早期発見
MCIの症状が
出て進行する
MCI
65歳頃
生活習慣の
改善、認知機能の
維持で進行を
遅らせる
認知症

■ 要注意! MCIのサイン

ご自身やご家族に当てはまるものはありませんか?
それは「年のせい」ではないかもしれません。

	突然怒り出すなど、 気分の変化が以前より激しくなった
	買い物で小銭を計算して出すのが面倒になってきた
	新しい商品やオシャレに興味がなくなった
	いつも同じ店にばかり行くようになった
	会話の中で言葉が出てこず「あれ」「これ」が増えた
	同じ話や同じ質問を繰り返すことが増えた
	料理などで気づいたら 水を出しっぱなしにしていることがある
	外出することが少なくなった
	今日の日付が思い出せないことがある
	ボーッといている時間が増えた気がする
	家電の操作にもたつくようになった
	スケジュールを立てるのが苦手になった

注）取材をもとに編集部にて作成。医学的な病状を確認するものではありません。

認知症になると日常生活に支障をきたすような言動が出てくるので周囲が気づきやすいのですが、MCIの場合は、日常生活における基本的な動作は問題なく行えるため、単なる老化現象かどうかの判別がつきにくく、**本人だけでなく、家族も見逃してしまうケースも少なくありません**。

「最近もの忘れが気になるけど、病院に行くほどでもないかな……」と迷っているときは、まずは家族と一緒に自宅でできる認知機能診断テストを活用してみるのもいいでしょう。

MMSE（ミニメンタルステート検査）という認知症のスクリーニング検査があります。質問に答えるだけの簡単なテストなので、気軽にチャレンジできます。

もちろん、満足のいく結果が出なかったとしても、それで認知症確定というわけではありません。あくまでも目安として参考程度に考え、できるだけ早めに専門の医師の診察を受けるようにしましょう。

■ 認知症患者が近くにいる割合

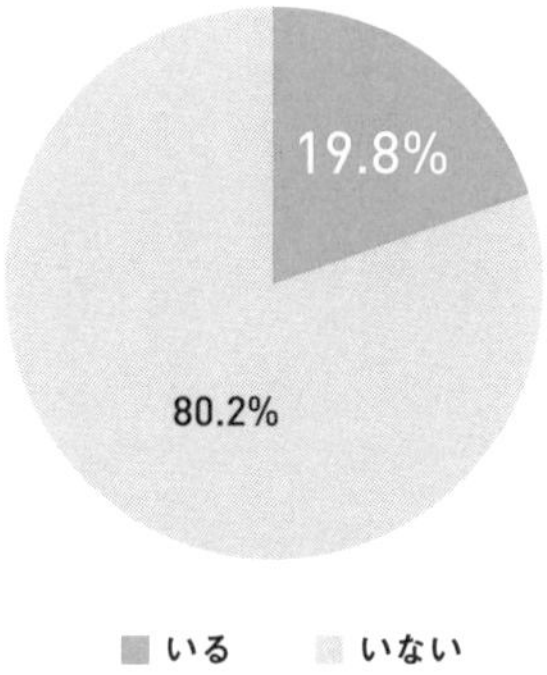

（出典）わかさ生活調べ　2021年2月調査

■ 認知症患者が近くにいる人の悩み

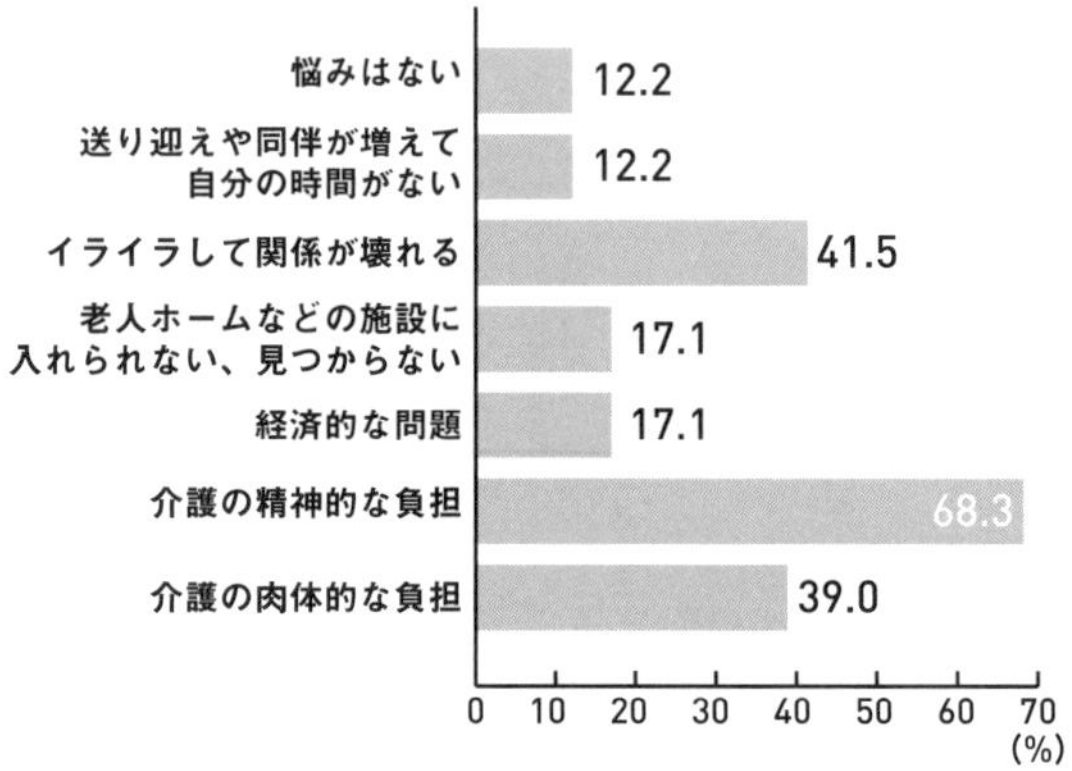

（出典）わかさ生活調べ　2021年2月調査

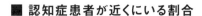

認知症は、本人だけでなく、家族や身近な人にとっても切実な問題です。

先ほどのアンケート調査をみると、認知症患者が近くにいる方の悩みの1位は「介護の精神的な負担」、2位は「家族関係の崩壊」、3位が「介護の肉体的な負担」になります。


認知症というと「記憶障害」を思い浮かべる方も多いでしょうが、自分で物事を判断したり、行動したりすることができなくなる状態です。

日常生活のあらゆること、たとえばご飯を食べるとか、トイレへ行くとか、服を着るとか、といったことすらできなくなるわけですから、身近な人のサポートが不可欠。それだけ負担は大きくなります。

ほとんどの時間を認知症の人のために費やすようになると、身体的にも精神的にも、そして経済的にも追い詰められていきます。

そんな状況を迎えないようにするために、脳をいつまでも健康に維持することが大切になります。生活習慣を見直せば、それは可能なことなのです。

第1章

脳の健康は家族との幸せな将来のために

今から習慣を見直せば若い脳は守れる！

ここまで、脳の健康のためにはＭＣＩの発見と対策が重要であることを述べてきました。ご自身やご家族のことを思い出してみてください。少しでも思い当たることがあったら、習慣の改善が必要なサインかもしれません。「もしかして……」という自覚があるなら、まだ大丈夫です。今からしっかり対策すれば、いつまでも若々しく健康な脳を守ることができます。

ところが、**認知機能の低下はわかりづらいのがやっかい**なのです。

血糖値や血圧、コレステロール値などのように健康診断の数値を見て、「少しやばいな」とか「本気で考えないと」と、自分の状態を客観的に知る機会があるといいのですが、「認知機能検査」を定期的に受けている人はほとんどいないと思います。

おそらく本人に自覚症状があったり、家族や身近な人が異変に気づかない限り、脳の状態を検査することはないと思われます。

また、認知症が疑われる症状があったとしても、「年だからもの覚えが悪くて……」とか、「お父さんももう年だからね」と年齢でごまかして、本人も家族もうやむやにしてしまっていることもあります。

発見が遅いから、認知症を発症してしまうのです。

逆に、**早く気づけば、認知症を発症することはない**のです。

糖尿病や高血圧などの生活習慣病を、食生活を改善したり、定期的な運動を取り入れたりすることなどで回避できるように、認知症も早く気づいて対応すれば、発症するリスクを大きく軽減できます。

この本で紹介しているのは、お家で簡単にできる対策です。家族との穏やかな将来のために、できることから少しずつ取り入れてみてください。

具体的な対策に入る前に、次ページからは認知症患者とその家族の大変さを少し解説します。健康なうちは、なかなか予防にも気が向かないものですよね。ですからこれをきっかけに、少しでも「やってみようかな」と思っていただければ幸いです。

3カ月会わないだけで別人のように変わる家族

認知症の家族を持つ人のアンケート調査によると、「想像以上に進行が早い」と感じる方が8割を超えるそうです。

特に進行が早いと感じるのはアルツハイマー病だといいます。アルツハイマー病は発症してから8~10年をかけてゆっくり進行する病気ですが、ある段階を超えると、下り坂を駆け降りるように症状が悪化していくことになるからです。

アルツハイマー病は、症状によって7段階に分かれるといわれていて、レベル1、2の初期段階では周囲が気づくことはほとんどないといわれています。家族や身近な人が言動の異変に気づき始めるのはレベル3、4の症状が現れ始める頃です。

この段階で医師に相談すると、認知機能に明らかな障害が起きていることを告げられるでしょう。

認知症の家族を持つ人が「進行が早い」と感じてしまうのは、下り坂を駆け降りているときに、その人が認知症であることをはっきりと認識するからなのです。

そのときは、発症からすでに数年が経過した段階で、急な下り坂を迎えていることになります。

レベル5になると症状は一気に悪化し、レベル6になると誰かのサポートがなくては生活できなくなります。

何より家族を悩ませるのは、トイレではない場所で排泄したり、ふらふらと歩きまわったり、真夜中に起きるようになるなどの異常行動と、やさしかった人が怒りっぽくなったり、明るかった人がふさぎ込んでしまったりなどの性格の変化です。

この頃になると、離れて暮らしていて2カ月、3カ月に一度しか会わない家族だとしたら、その進行の早さに言葉を失うことになるでしょう。

■ アルツハイマー病の進行ステージ

レベル	段階	症状
1	通常	認知機能の障害なし
2	MCI	ど忘れ、日常的に使用する物の置き場所を忘れることが多くなる。しかし、家族も身近な人も認知症が進行していることに気づかない。
3	やや軽度	言葉や名前が思い出せなくなったり、少し複雑な計算が苦手になったり、仕事で簡単なミスが多くなる。家族や身近な人が異変に気づくようになる。
4	軽度	最近の出来事の記憶が怪しくなったり、難しい暗算ができなくなったり、複雑な仕事やお金の管理ができなくなる。この段階で医師に相談するとアルツハイマー病と診断される。
5	中等度	場所や日付、曜日、季節などが混乱してきたり、住所や電話番号、学歴なども思い出せなくなる。この段階ではまだ、食事やトイレなどはひとりでできる。
6	やや重度	最近のことがまったく思い出せなくなったり、生い立ちを忘れてしまったり、服を着れなくなったり……。この段階になると、生活するのに大幅な手助けが必要になる。
7	重度	生活全般で介助が必要になり、もはや自宅で介護することが難しくなる。最終的には体を制御する能力さえ失ってしまう。

「疲れのせい」と思ったら……5年で会話も困難に

認知症は高齢者の病気と思われていますが、若い段階で発症することもあります。65歳未満で発症した認知症は若年性認知症と呼ばれ、日本での患者数は4万人弱とされています。

若年性認知症は、脳血管性認知症がもっとも多く、その次がアルツハイマー病になります。アルツハイマー病の場合は、遺伝性による影響が大きいのではないかと考えられています。

若年性が怖いのは、ほかの病気と同じように、高齢の方より進行が早いことです。周囲が認知症の症状を疑い始めた段階では、すでに手遅れということもあります。

50代で発症したある女性の方は、ひとりで病院を訪れたときは、自分の脳に起きていることを重くは受け止めていませんでした。

最近仕事でのミスが多くて、周囲にすすめられて認知症の検査を受けに来たと言います。本人も、もの忘れが多くなってきたかなとか、集中力や注意力が衰えてきているのかなという自覚はあったようですが、医師との対話もしっかりできていたわけですから、「少し疲れている」くらいにしか思っていなかったでしょう。

ところが、彼女はアルツハイマー病を発症していました。

すぐにアルツハイマー病の最先端の薬の治験に入ることになりましたが、まったく効果が現れません。以降2カ月に1回、ご主人と病院を訪れるようになりますが、その度に症状が進行していました。

最初に病院を訪れてから5年後、彼女はひとりでトイレに行けなくなりました。話すことさえできなくなりました。日本語を理解することさえできなくなったのです。あっという間です。進行速度が速まると、止めることも、遅らせることもできなくなってしまうのです。

大切な人を苦しめていることがわからなくなる

・やさしかったおばあちゃんが、「えらそうにしている」と突然怒り出す
・強かったお父さんが、「扉の向こうに人がたくさんいる」と怖がって泣き出す
・いつもニコニコしていたおじいちゃんが、声をかけても返事もくれない
……。

認知症を持つ家族が、その対応に戸惑うのが、認知症によって怒りっぽくなったり、ふさぎこんだりしてしまうことかもしれません。

そうした症状の強さは、脳血管性認知症よりアルツハイマー病が強いとされます。

さらに対応に困るのが、常識から逸脱した行動でしょう。

・汚れたものをきれいにタンスにしまうようになる

・尿意や便意があると、ところかまわず排泄してしまう
・夜中に起き出して、食べるものを探して家の中を物色する

性格の変化も、異常行動も、認知症の方には相手が困るようなことをしていると か、相手に悪いことをしているといった自覚はありません。自分を守ってくれている人に、迷惑をかけていることがわからないのです。


認知症を発症することの悲しさは、そこにあります。

自分が大事にしてきた人や大切だと思っていた人たちを苦しめていることに気づくことなく、苦しめてしまう。

だからこそ、できるだけ早く発見して、進行を遅らせることが重要なのです。

「親を施設に入れたくない」感情優先で家庭が壊れることも

総務省「平成29年就業構造基本調査結果」によると、介護をしている約628万人のうち、約346万人が働きながら介護をしているといいます。

また、介護や看護を理由に離職した人は、年間約9・9万人います。離職することで心身の負担が軽くなると思われるでしょうが、実際は負担が増したと感じる人が多かったといいます。

親の面倒はみる、夫、妻の面倒は最後までみる。

しかし、そういう責任感が強く、まじめで几帳面、完璧主義である人ほど、「介護うつ」（正式な病名ではありません）になる傾向があるそうです。介護離職によってさらに介護に時間や労力を費やすことで、精神的に追い込まれてしまうのです。

認知症の場合、介護の期間は長期に渡ります。

症状が軽いときは在宅で対応できるかもしれませんが、認知機能の衰えだけでなく、徘徊や妄想などの周辺症状が現れるようになると、対応が難しくなります。

自力で移動できなくなり、車いす生活や寝たきり生活になると、24時間手助けが必要になります。

それでもあなたは、認知症の家族を施設に預けることに罪悪感を抱きますか？

要介護状態になればデイサービスや訪問介護などを利用し、在宅での介護が難しいのであれば介護施設に預けていいのです。

それが、**社会全体で認知症の人を守る介護保険制度**です。

施設に預けたからといって、家族の関係が終わるわけではありません。

預けることによってお互いのストレスが軽減されれば、介護される側も、する側も気持ちが前向きになるでしょう。それがきっかけで、認知症の進行がゆるやかになる可能性さえあるのです。

認知症患者は交通事故の加害者にも被害者にもなる

認知症は、家族だけでなく、第三者の生活をも壊すことがあります。

ひとつは、交通事故の加害者になるケース。

認知症高齢者による交通事故は年々増加傾向にあります。

道に迷ったり、どこに駐車したのかわからなくなったりするくらいならいいのですが、一方通行や高速道路を逆走したり、ハンドル操作を間違えたり、アクセルとブレーキを踏み間違えたりして大きな事故につながるケースが増えてきているのです。

75歳以上の高齢ドライバーは、免許更新時に認知機能検査が義務付けられるようになりましたが、それでも認知症の疑いのある方のうち、約40%が運転を継続しているという調査結果もあります。

運転免許を返納してしまえばいいのですが、高齢になるほど車を必要とする場面が増えてくるのも事実です。病院へ行くとき、買い物に行くときなどは車があると便利です。特に、交通が不便な地方だと、なかなか運転免許を手放すのは難しいかもしれません。しかし、それと引き換えに大きなリスクを抱えることになります。

認知症の方が事故の被害者になるケースもあります。

その原因が、認知症特有の症状のひとつである「徘徊」です。どこを歩いているのかわからなくなり、といって人に道を聞くこともできず、ふらふらと歩いているときに事故にあう。自動車だけでなく、電車による事故も増えています。

警視庁のデータによると、**２０１９年の１年間で「認知症が原因で行方不明になったと警察に届け出があった人」**は、**１万７４７９人**。この数字は7年連続で過去最多を更新し、集計を開始した２０１２年から約１・８倍も増えています。

徘徊の症状が出るようになると、何らかの事故に巻き込まれるケースもあります。いずれにしても、**徘徊を発症すると命が危険にさらされる**こともあるのです。

■ 交通事故に占める高齢ドライバー関与の割合

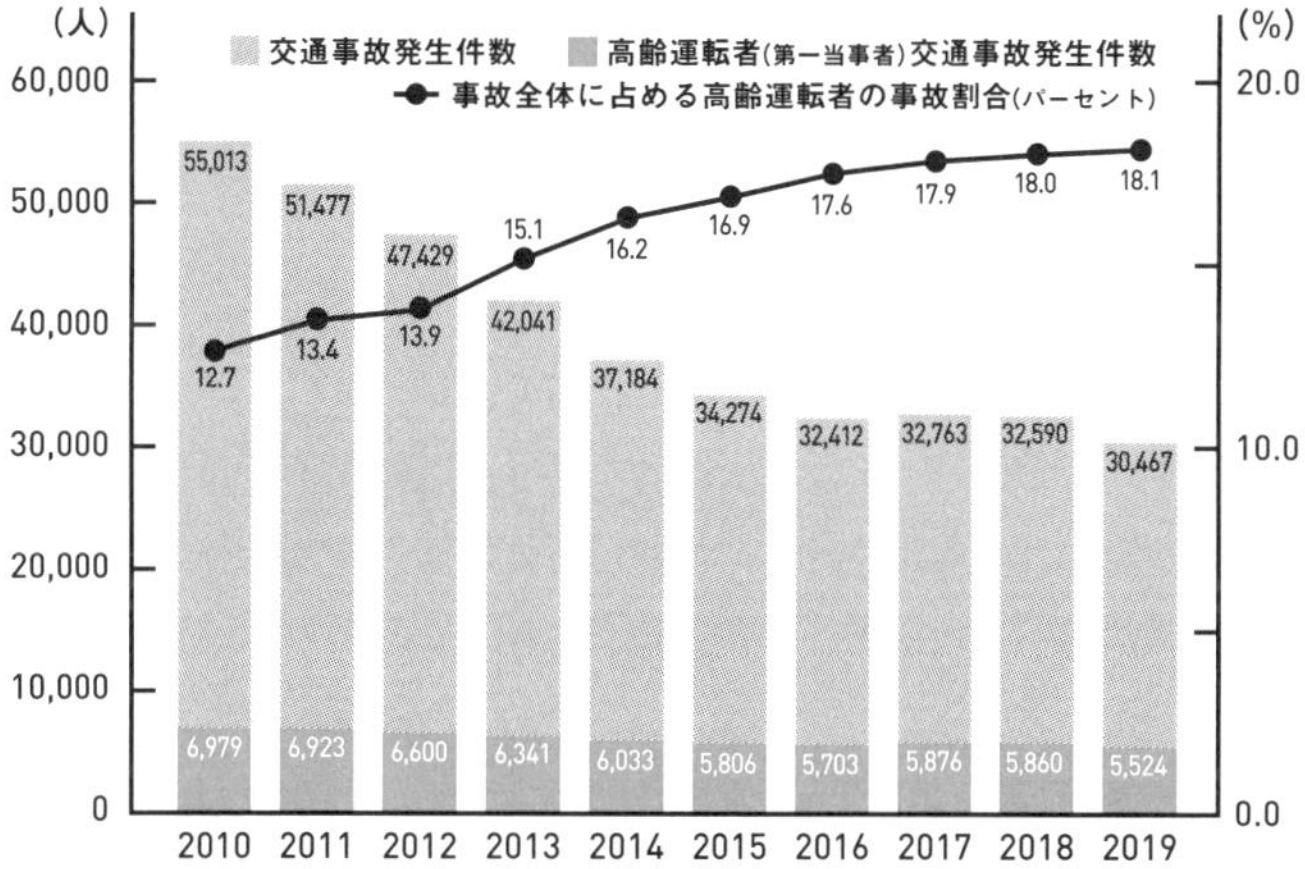

（出典）警視庁

■ 認知症が原因による行方不明者の推移

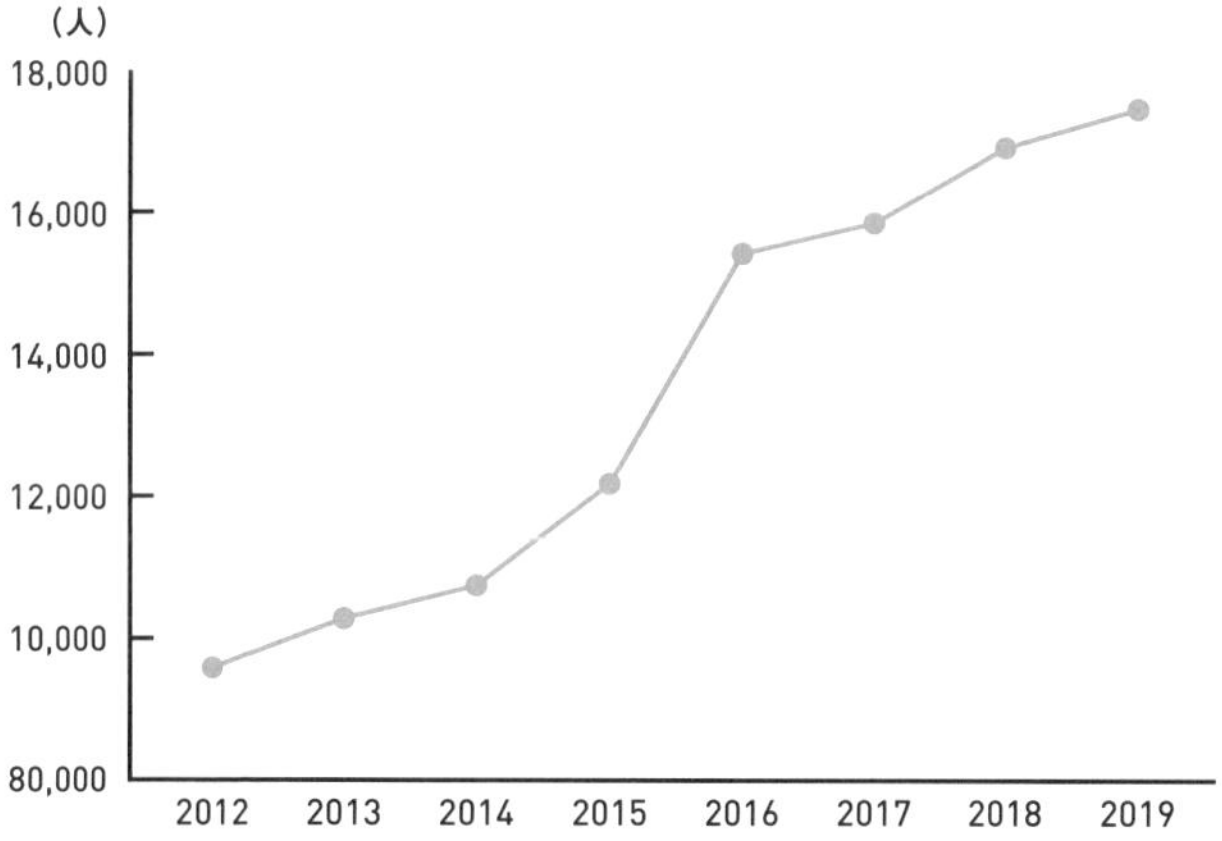

（出典）警視庁

お互いのことを忘れないために

　このまま少子高齢化が続き、社会全体で認知症の高齢者をサポートすることができなくなったとき、どんなことが起きると思いますか。

　いわれているのは、「隠れ認認介護」です。


　認認介護は、すでに顕在化しつつある問題です。

　高齢者が高齢者を介護することを「老老介護」といいますが、「認認介護」とは、認知症高齢者が認知症高齢者を介護することをいいます。平成28年の国民生活基礎調査によると、**高齢者介護をしている世帯の半数以上は、すでに老老介護**です。

　さらにいえば、高齢になるほど認知症出現率が高くなるため、夫婦ともに認知症という割合も高くなります。

　今のままだと、この数字は、これからさらに増えていくでしょう。

そして近い将来、夫婦のどちらかが認知症を発症した後に、介護をしていたほうまで認知症を発症し、しかも、その状況を誰にも気づかれない、そんな世帯が出てくることが考えられます。それが「隠れ認認介護」です。

・飲み忘れや飲み過ぎなど、正しく服薬ができなくなる
・食べたことを忘れると過食になり、食べたと思っていると低栄養になる
・寒暖の感覚やのどの渇きがわからなくなり、熱中症や脱水症状を起こす
・お金の管理ができなくなる……

認認介護になると、お互いの健康を維持することさえ難しくなります。そして最大の悲劇は、お互いのことがわからなくなってしまうことです。それまで長い間、苦楽を共にしてきたことまで忘れてしまうのです。

認知症は、認知機能の低下に早く気づくことができれば、発症することなく長生きできます。パートナーのことを一生忘れず、幸せな人生が送れるのです。

■ 要介護者と同居の主な介護者の年齢組み合わせ別推移

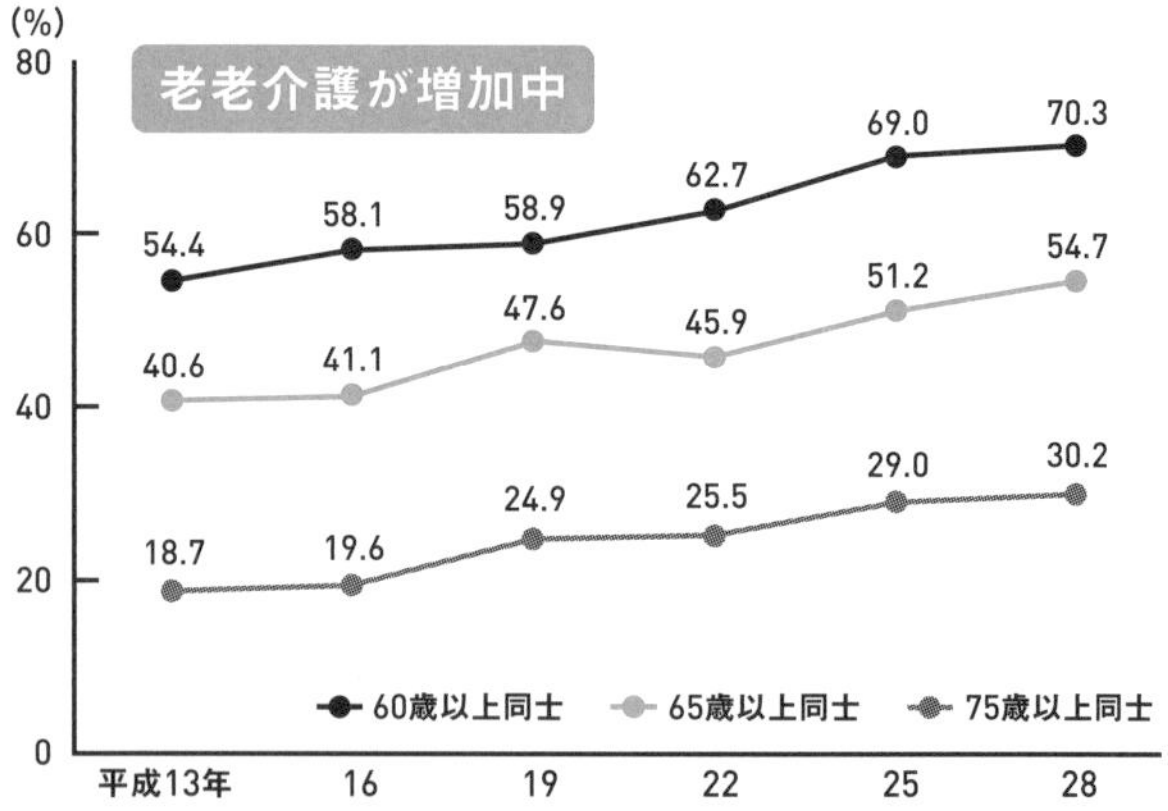

注：平成28年度の数値は、熊本県を除いたものである。
（出典）厚生労働省「平成28年 国民生活基礎調査」

■ 年齢別認知症出現率

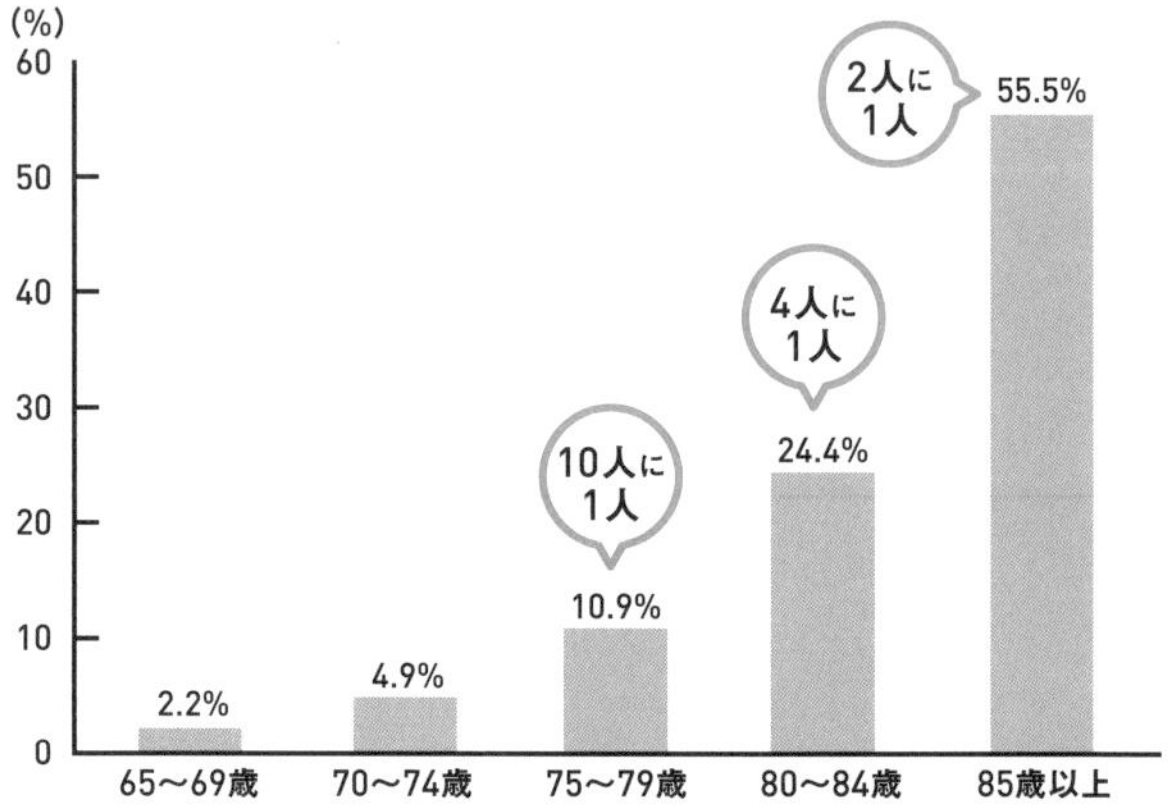

（出典）「日本における認知症の高齢者人口の将来推計に関する研究」
（平成26年度厚生労働科学研究費補助金特別研究事業）

第2章

科学的に正しい認知症対策

アルツハイマー病の原因は、脳にたまるゴミ

認知症の5〜6割を占めるといわれるアルツハイマー病に関しては少しずつ謎が解き明かされてきています。

アルツハイマー病の場合、その原因と考えられているのは、2つのたんぱく質です。ひとつは、「アミロイドβ（Aベータ）」です。

Aベータは、脳が活動しているときに出てくる老廃物。いわば、脳の中の〝ゴミ〟です。不要なものですから、本来は分解され、脳の外に排出されます。

ところが、加齢によって、この分解・排出システムが衰えてくると、脳の中にゴミがたまるようになります。そして、大量のゴミがくっついてかたまりになり、毒をもつようになる。このかたまりが、アルツハイマー病患者の脳の写真にシミや斑点のように映っているもので、「老人斑」と呼ばれます。

ゴミの毒で脳の細胞が殺される

もうひとつは、「タウ」というたんぱく質です。

タウは、脳の神経細胞に栄養や部品を運ぶ通路を支えています。しかし、Aベータがかたまりをつくるようになると、いくつかが変異して通路から離れ、同じようにかたまりをつくり毒をもつようになります。

このかたまりは、アルツハイマー病で亡くなった患者の脳を顕微鏡で観察すると、脳の神経細胞の中に糸くずがもつれたように映っています。これを、「神経原線維変化（しんけいげんせんいへんか）」と呼びます。

つまりアルツハイマー病は、Aベータとタウがつくるかたまりが毒をもつことによって引き起こされると考えられています。

ゴミの毒によって脳の神経細胞が殺されるのです。

■ 脳の細胞を殺すアミロイドβとタウ

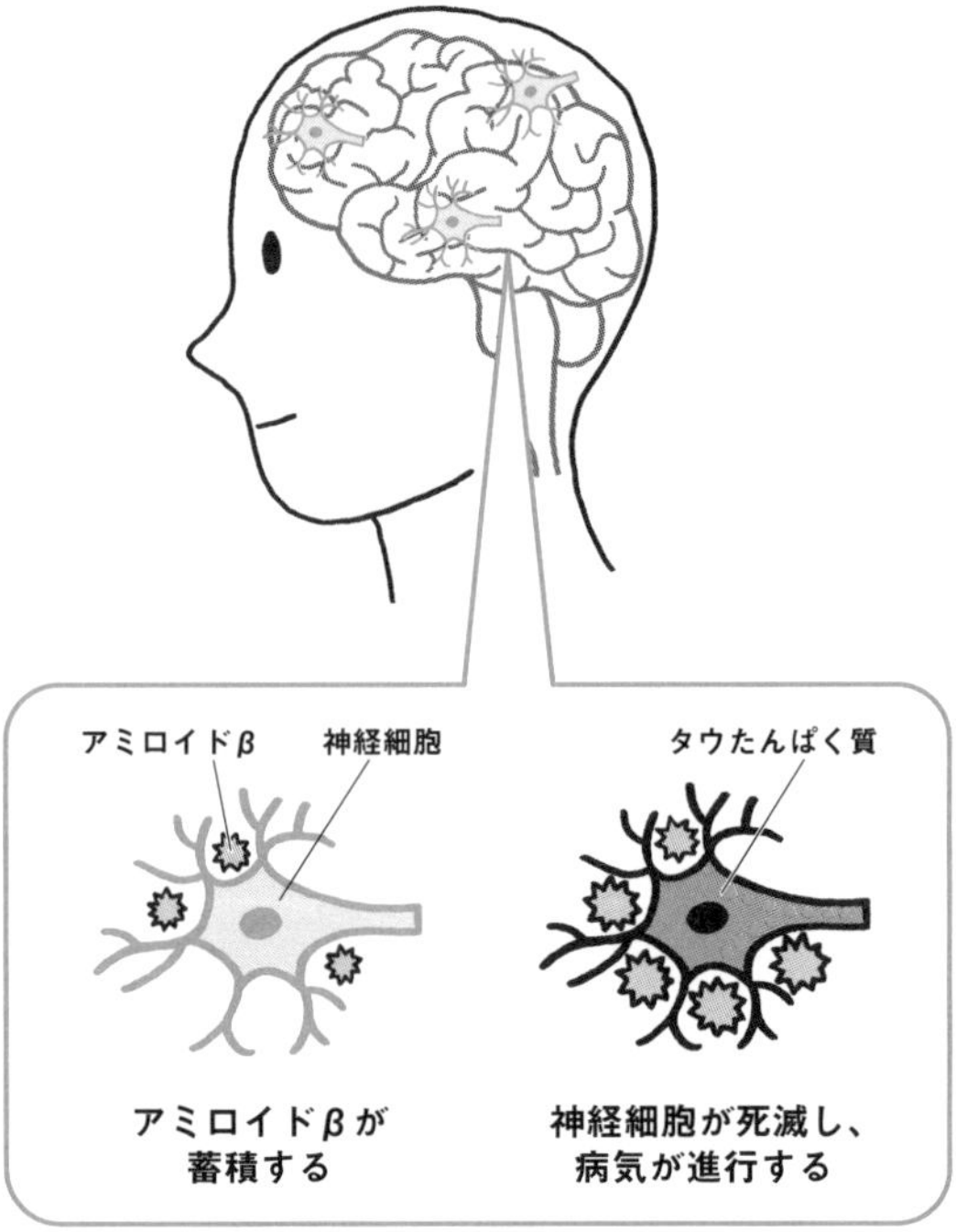

アルツハイマー病は35年で死に至る

それでは、脳のゴミはいつ頃からたまり始めるのでしょうか。

さまざまな研究から、Aベータが脳の中にたまり始めるのは、アルツハイマー病を発症する25年くらい前からと考えられています。そして遅れてタウがたまり始めます。発症が75歳だとすると、50歳くらいからゴミがたまり始めるということです。

そして25年後に発症し、その10年後の85歳で死を迎えることになります。

つまり、アルツハイマー病とは、トータル35年をかけてゆっくり進行し、死に至る病気なのです。発病するまで気づかなくても、脳の中の異常事態は20数年も前から始まり、何もしなければ止まることはありません。

アルツハイマー病と診断を受けたときは、もはや初期ではないのです。すでに後半戦に突入しています。

■ 症状がなくても、すでに脳のゴミはたまり始めている

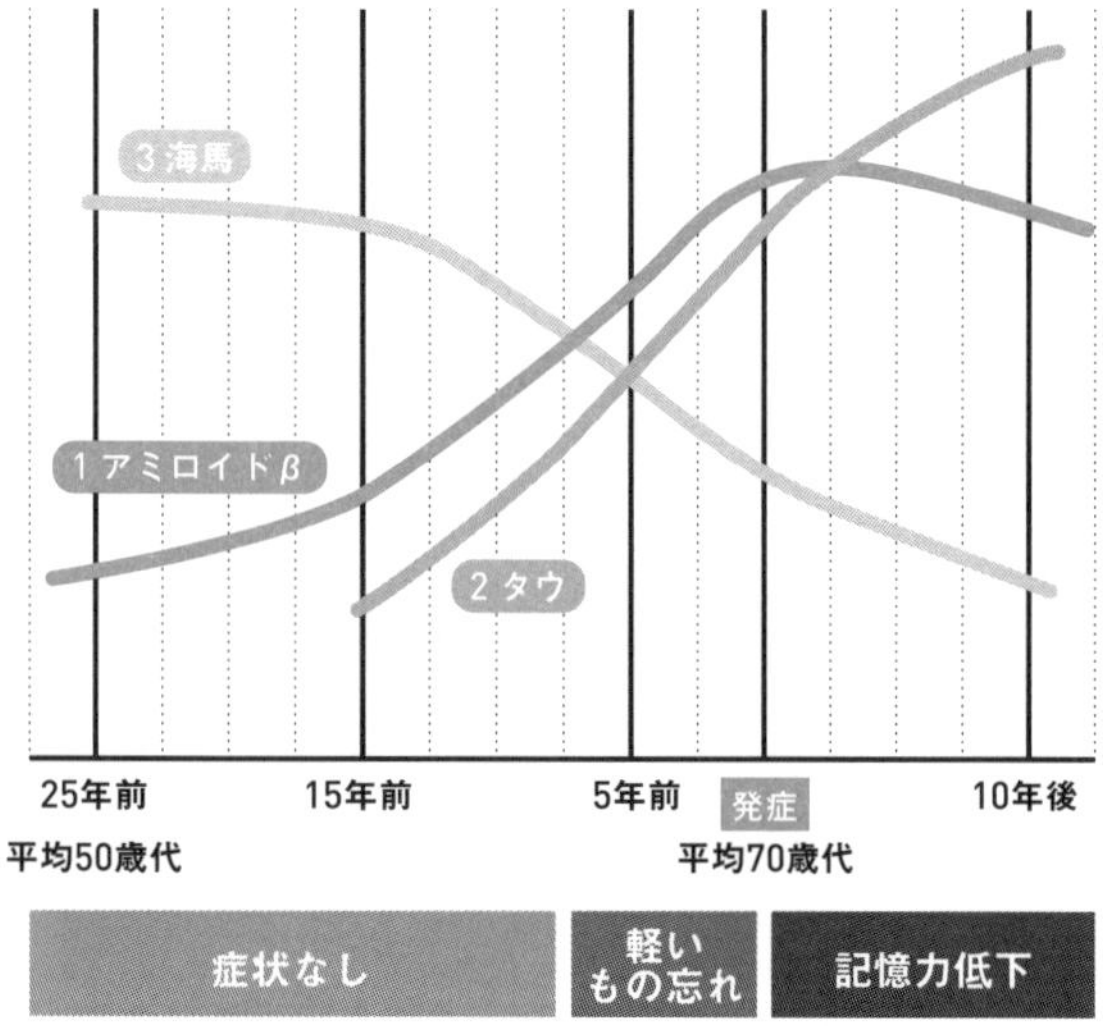

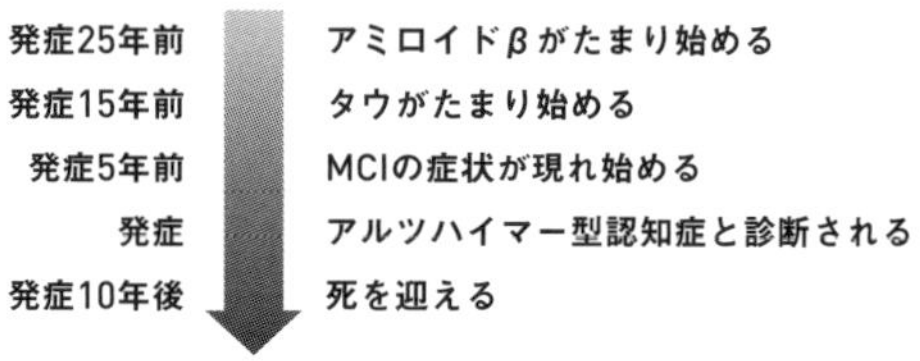

発症25年前	アミロイドβがたまり始める
発症15年前	タウがたまり始める
発症5年前	MCIの症状が現れ始める
発症	アルツハイマー型認知症と診断される
発症10年後	死を迎える

若年性認知症に潜む遺伝子「ＡｐｏＥ４」

アルツハイマー病は30代で発症するケースもあります。65歳未満で発症するケースを「若年性」といい、アルツハイマー病の約１％といわれています。

そして、若年性のアルツハイマー病の多くは、30〜50代で発症するのが特徴で、遺伝子変異が大きく関わっていると考えられています。

発症のリスクを高める遺伝子といわれるのが、「アポリポたんぱく質Ｅ（ＡｐｏＥ）の４型といわれる「ＡｐｏＥ４（アポイー・フォー）」」。

ＡｐｏＥ遺伝子には２型、３型もあり、日本人の約８割が３型といわれています。

そして、アルツハイマー病を発症した日本人の51％がＡｐｏＥ４遺伝子をもっていたという報告があります。もちろん、ＡｐｏＥ４遺伝子をもっているからといって、必ずしも認知症を発症するわけではありません。

認知症は症状と画像で診断される

認知症の診断は、症状と画像などの検査で行われます。

最初の検査は認知機能検査。

記憶力、言語力、計算力、注意力などの認知機能がテスト形式で行われます。一般的な病院の「ものわすれ外来」でも使われているのが「長谷川式簡易知能評価スケール（ＨＤＳ－Ｒ）」、それから「ミニメンタルステート検査（ＭＭＳＥ）」。問診式で、記憶力や計算能力、現在の年月や時刻といった自分の今の状況を把握する見当識などが測られます。

パソコンを使って画面上の問題に答えていく「コグニトラックス」が行われることもあります。パソコンを使うといっても、指定されたキーボード上の特定のキーを押すだけなので、パソコン操作に不慣れな人でも答えられるものです。

■ 改訂 長谷川式簡易知能評価スケール(HDS-R) ※サンプル

検査日　　年　　月　　日

氏名　　　　　　年齢　　　　　　性別　男・女

			点数
1	お歳はいくつですか?(2年までの誤差は正解)		
2	今日は何年の何月何日ですか? (年月日、曜日が正解でそれぞれ1点ずつ)	年 月 日 曜日	
3	私たちが今いるところはどこですか?(自発的にできれば2点、5秒おいて家ですか? 病院ですか? 施設ですか? の中から正しい選択をすれば1点)		
4	これから言う3つの言葉を言ってみてください。 後でまた聞きますのでよく覚えておいてください。 (以下の系列のいずれか1つで、採用した系列に○印をつけておく) ①:a 桜　b 猫　c 電車　　②:a 梅　b 犬　c 自動車		
5	100から7を順番に引いてください。 (100−7は? それからまた7を引くと? と質問をする。最初の答えが不正解の場合、打ち切る)	93 86	
6	私がこれから言う数字を逆から言ってください。(6-8-2、3-5-2-9を逆に言ってもらう、3桁の逆唱に失敗したら打ち切る)	2-8-6 9-2-5-3	
7	先ほど覚えてもらった言葉をもう一度言ってみてください。 (自発的に回答があれば2点、もし回答がない場合、以下のヒントを与え正解であれば1点)　a 植物　b 動物　c 乗り物		
8	これから5つの品物を見せます。それを隠しますのでなにがあったか言ってください。(時計、鍵、たばこ、ペン、硬貨など必ず相互に無関係なもの)		
9	知っている野菜の名前をできるだけ多く言ってください。 (答えた野菜の名前を右欄に記入する。途中で詰まり、約10秒間待っても答えない場合にはそこで打ち切る) 0〜5=0点　6=1点　7=2点　8=3点　9=4点　10=5点		

9（1点）　「この文を読んで、この通りにしてください」

「目を閉じてください」

10（1点）　「この部分に何か文章を書いてください。どんな文章でもかまいません」

11（1点）　「この図形を正確にそのまま書き写してください」

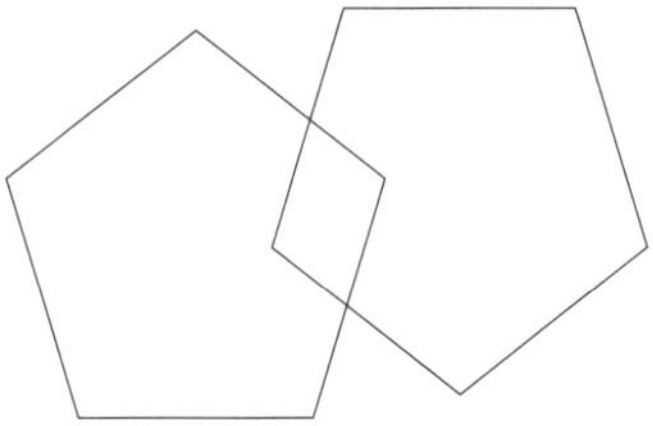

■ MMSE（Mini-Mental State Examination） ※サンプル

検査日：＿＿年＿＿月＿＿日＿＿曜日　　施設名＿＿＿＿＿＿＿＿

被験者　男・女　　生年月日：明・大・昭＿＿年＿＿月＿＿日＿＿歳

検査者：＿＿＿＿＿＿＿＿＿＿

	質問と注意点	回答	得点
1 （5点）	「今日は何日ですか」 「今年は何年ですか」 「今の季節は何ですか」 「今日は何曜日ですか」 「今月は何月ですか」 ※最初の質問で、被験者の回答に複数の項目が含まれていてもよい。その場合、該当する項目の質問は省く。		
2 （5点）	「ここは都道府県でいうと何ですか」 「ここは何市（※町・村・区など）ですか」 「ここはどこですか」 （※回答が地名の場合、この施設の名前は何ですか、と質問を変える。正答は建物名のみ） 「ここは何階ですか」 「ここは何地方ですか」		
3 （3点）	「今から私が言う言葉を覚えてくり返し言ってください。 『さくら、ねこ、電車』はい、どうぞ」 ※正答1つにつき1点。合計3点満点。 「今の言葉は、後で聞くので覚えておいてください」		
4 （5点）	「100から順番に7をくり返し引いてください」 ※5回くり返し7を引かせ、正答1つにつき1点。合計5点満点。 ※答えが止まってしまった場合は「それから」と促す。		
5 （3点）	「さっき私が言った3つの言葉は何でしたか」 ※質問3で提示した言葉を再度復唱させる。		
6 （2点）	時計（または鍵）を見せながら「これは何ですか？」 鉛筆を見せながら「これは何ですか？」 ※正答1つにつき1点。合計2点満点。		
7 （1点）	「今から私が言う文を覚えてくり返し言ってください。 『みんなで力を合わせて綱を引きます』」 ※口頭でゆっくり、はっきりと言い、くり返させる。1回で正確に答えられた場合1点与える。		
8 （3点）	※紙を机に置いた状態で始める。 「今から私が言う通りにしてください。 右手にこの紙を持ってください。それを半分に折りたたんでください。 そして私にください」 ※各段階ごとに正しく作業した場合に1点ずつ与える。合計3点満点。		

認知機能検査の次は血液検査。認知症以外による認知機能の低下があるかどうかをチェックします。

それから画像検査になります。頭部CT（コンピュータ断層撮影）、MRI（核磁気共鳴画像法）などで脳の萎縮や脳梗塞による出血の有無を確認します。

脳の状態をチェックする検査として注目されているのが、PET（陽電子放射断層撮影）検査。放射線を出す検査薬を注射し、その薬が発する放射線を外部から検出し画像化する手法で、**Aベータの蓄積を確認するのが「アミロイドPET」**といいます。

この検査によって、**脳のどこに、どれだけの量のAベータがあるのか知ることができます。**最近は、タウの蓄積を確認できる「タウPET」も開発されています。

ただし、**PET検査は、すべて保険適用外。**1回30～40万円の費用がかかることになります。

認知症は治らない、だから遅らせる

認知症の治療は、薬物療法か、非薬物療法か。

しかし、残念ながら認知症を完全に治す治療法はまだありません。治療の目的は、症状を軽くする、進行速度を遅らせることになります。

薬に関しても、アルツハイマー病の進行を遅らせる薬があるだけ。現在、世界的に承認されているのは4種類。そのうちの3種類は同じ作用をするもので、記憶力や集中力と関連のある神経伝達物質である「アセチルコリン」を増やす薬です。

もう1種類は、アルツハイマー病では過剰になっているグルタミン酸の活性を制御することで効果を発揮する「メマンチン（商品名はメマリー）」という薬です。

いずれにしても、4種類の薬は進行を遅らせるもので根治治療薬ではありません。

認知症は治らない。これが現実。だからできるだけ発症を遠ざけることが肝心なのです。

ＭＣＩの５年間がラストチャンス

治せないなら、遅らせるしかない。

最先端のアルツハイマー病の根本治療薬の研究では、すでに老人斑は脳内に存在するものの認知機能は低下していない人を対象としたものになっています。つまり、**アルツハイマー病の発症前に発見し、治療を開始する先制医療へ移行しているのです。**

そこで、注目されているのが、認知症の予備軍といわれる軽度認知障害（ＭＣＩ）。厚生労働省によると、２０１２年の段階で、日本でもその数は約４００万人に達することが明らかになっています。

ＭＣＩは、健常な人の加齢による正常なもの忘れと認知症の中間に位置するグレーゾーンの状態で、アルツハイマー病への移行期間になります。アルツハイマー病は35年で死に至る病気だと話しましたが、ＭＣＩはＡベータがたまり始めて20年から25年くらいに該当することになります。

そのまま何もしなければ**5年間で40%が、1年間でも10%が認知症に移行するといわれています。**

MCIとアルツハイマー病の違いは、独立して日常生活ができるかどうか。

日常生活における動作のことを、ADL（日常生活動作）といいます。

そして、食事や入浴、トイレ、着替えなどの生活するうえで最低限必要となる動作を「基本的ADL」、買い物や食事、金銭管理など何かをするためのちょっと複雑な動作を「手段的ADL」といいます。

アルツハイマー病を発症すると、この2つとも怪しくなり、家事や買い物はおろか、自身の身の回りのことも難しくなります。一方、MCIは、基本的ADLは正常ですが、家事や買い物といった手段的ADLに影響が出てきます。

ただし、家族や周囲の人の介護や介助は必要なく、日常生活に大きな支障はない程度とされています。そのため「年のせい」と見過ごされがちです。

もちろん、ＭＣＩはすでに記憶障害が起きている状態ですから、生活にまったく影響がないわけではありません。道に迷うことなく運転することができて、忘れることなく薬を飲むことができるのに、少し前にお願いしたことを忘れてしまうといったことが散見されるようになります。

年相応のもの忘れとは言えない「記憶障害」が起きているのがＭＣＩなのです。

ＭＣＩとアルツハイマー病の決定的な違いが、もうひとつ。

それは、アルツハイマー病になると後戻りできませんが、**ＭＣＩはそこにとどまることができることです。**うまくいけば、正常な状態に近づくことも可能です。

要するに、**ＭＣＩで手を打てば、アルツハイマー病の発症を止めることができる**かもしれないのです。

だからこそ、遅くともＭＣＩの段階で発見することが大切なのです。ＭＣＩの5年間が、認知症にならないためのラストチャンスでもあるのです。

■ 認知症からMCIに戻ることはない

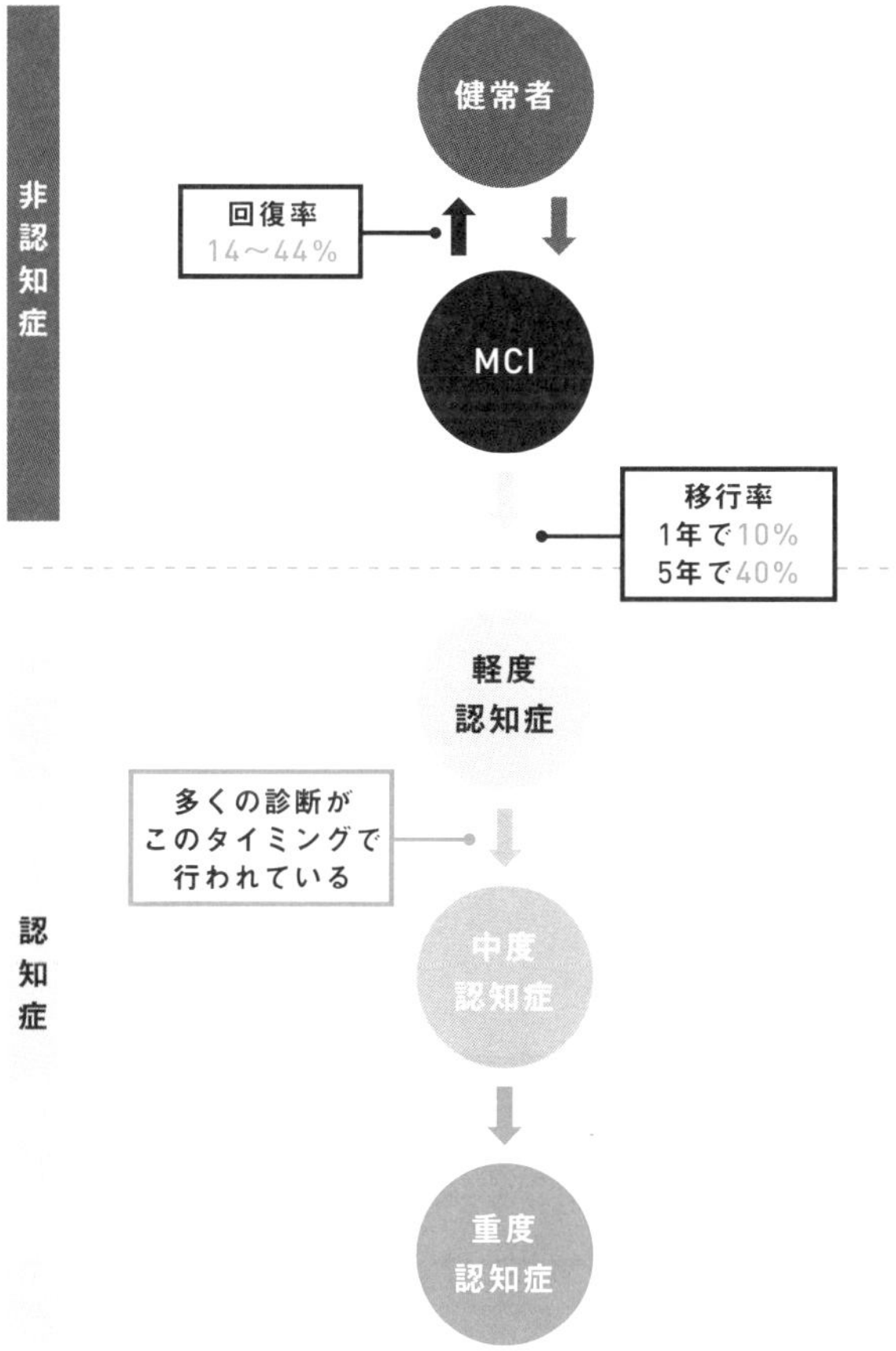

ＭＣＩに治療薬はない

それでは、ＭＣＩのまま踏みとどまるにはどうしたらいいのでしょうか。

そのまま何もしなければ、ゆるやかに症状は進行し、やがてアルツハイマー病を発症します。しかし、現段階ではＭＣＩのための治療薬はありません。

アルツハイマー病の治療薬として承認されている4種類の薬は、アルツハイマー病と診断されてはじめて処方できる薬です。効果が期待できるかもしれないという理由で処方することは、正式には認められていないのです。

ＭＣＩは、アルツハイマー病発症前とはいえ、その認知障害レベルは決して軽いものではありません。特にＡベータがたまり始めて25年くらいが経過した発症直前だとすると、ほぼアルツハイマー病に近い症状が現れていることになります。

ＭＣＩのレベルはともかく、たとえば、認知症予防のための運動教室にＭＣＩの人がひとり入るだけでまわらなくなります。直前に伝えたことを忘れてしまうことが多いため、健常な人たちと一緒に行動するのは難しいからです。

ＭＣＩと診断された段階で、少なからず認知障害の症状はあります。ドタキャンは当たり前、覚えてもらった3つの言葉が3分後には2つ忘れている、短時間に何度も同じフレーズが出てくる……。そんな症状があるのがＭＣＩです。

ＭＣＩの人も、病識（自分が病気であることを自覚している）はかなり薄いといわれています。あるのは、なんとなくおかしいかもしれない、という病感ぐらい。**病識がなくなったら完全に認知症です。**

早い段階でＭＣＩに気づき、Ａベータがさらにたまらないようにする。現段階では、これが認知症を発症しないための最も正しい方法といわれています。しかし、現実的にはなかなか厳しいものがあります。

というのは、認知障害が軽度の人は、身の回りで起きていることを隠すのが巧みなところがあるからです。たとえ認知機能検査でMCIを疑われても、脳の画像診断で異常がなかったり、脳の萎縮がわずかだったりすると、医師との対話の中でおかしなところがなければ「大丈夫ですね」になります。

おそらく**本人もMCIであることを認めることはない**でしょう。

さらに、家族は、大切な人の記憶の問題を年齢やストレスによる現象として終わらせようとするところがあります。

もちろん、高齢の方の場合、記憶障害がMCIによるものとは限りません。たとえば、複数の薬を服用していると記憶障害を起こしやすくなります。うつ病の場合は、認知症との区別がつかないこともあります。

認知症は治らない病気とわかっているため、**現実を見るのが怖くて無視してしまうことが多い**のです。

アルツハイマー病の危険因子＝心疾患、脳血管疾患の危険因子

ＭＣＩに治療薬がないからといって、放置していればやがてアルツハイマー病を発症します。猶予期間は、長くて5年。その間に、発症を防ぐ手を打たなければ、遅かれ早かれ、記憶を失い、人格さえ壊れていくことになります。

そこで、注目を集めているのが、「アルツハイマー病＝糖尿病」説。

糖尿病は、脂質異常症、がん、心疾患などと並ぶ生活習慣病ですが、アルツハイマー病の発症のメカニズムが明らかになるにつれて、生活習慣が原因で発症するⅡ型糖尿病と同じ原因であることがわかってきたのです。

糖尿病とアルツハイマー病との関連は前から指摘されてきたことで、**糖尿病患者とその予備軍は、そうではない人よりアルツハイマー病の発症リスクが4・6倍高いこと**がわかっています。

また、１９９９年に発表されたロッテルダム研究と呼ばれる糖尿病の有名な研究では、高齢の糖尿病患者は、そうでない人よりアルツハイマー病にかかる割合が１・９倍高く、脳血管性認知症を発症するリスクも２・０倍高いと報告されています。

糖尿病の原因といわれる偏った食事、運動不足、睡眠不足、過剰ストレス、大量飲酒、喫煙などの生活習慣は、高血圧、脂質異常症、動脈硬化、肥満などにつながります。それは、心筋梗塞や脳卒中の危険因子でもあります。

そして、そのどれもがアルツハイマー病の危険因子であることもわかってきました。少なくともアルツハイマー病患者の３〜８割は、脳梗塞や脳出血をともなっていて、症状を悪化させることがわかっています。

実は、アルツハイマー病は血管病であり、脳の糖尿病なのです。

私たちはどこか認知症を特別なものと思い過ぎてきたところがあるようです。認知症は、実は生活習慣が原因。放っておいたら、誰でも認知症になります。しかし、生活習慣病がそうであるように、予防すれば発症するリスクを下げられるのです。

■ あなたの習慣が、認知症につながっているかも?

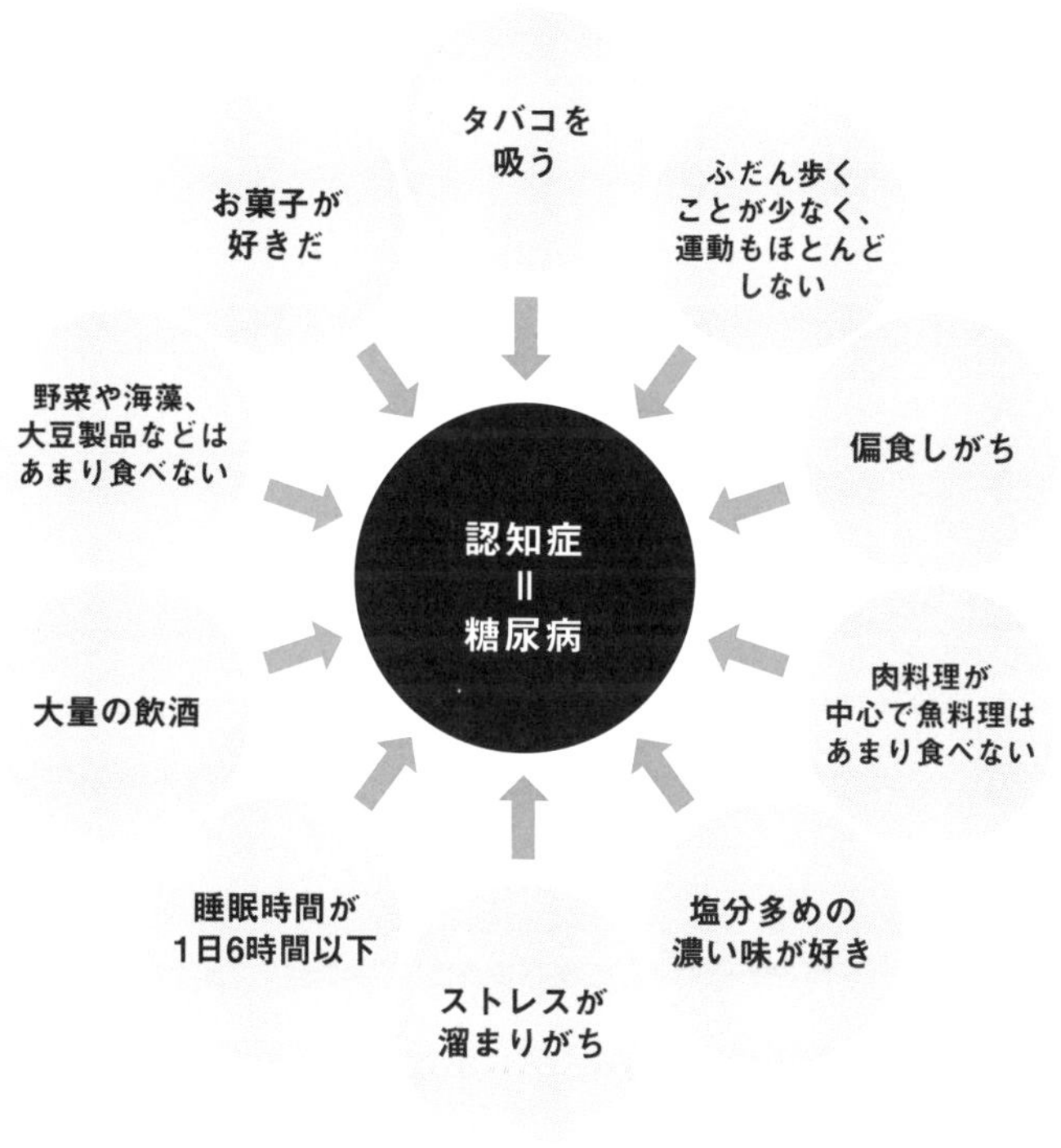

糖尿病患者はアルツハイマー病にかかりやすい？

先ほど紹介したように、アルツハイマー病と糖尿病との関連が深いことがわかってきています。関連性がないように思える2つの病気の関係を紹介することにしましょう。ポイントは、脳にたまるA（アミロイド）ベータです。

人間の体には、脳内のゴミであるAベータを体の外に排出するシステムが備わっていると話しましたが、インスリン分解酵素もその役割を担っています。

インスリンは、食事で体の中に糖分が入ってくると、それを細胞に取り込むためにすい臓のβ細胞から分泌される物質です。このインスリンを分解するのが、インスリン分解酵素の役割です。しかし、インスリンの量が少ないときはほかの物質も分解していて、Aベータもそのひとつなのです。

ところが、内臓脂肪がたまりインスリンが効かなくなる（インスリン抵抗性）と高血糖状態が続き、さらにインスリンの分泌が求められ、インスリン分解酵素は超多忙になります。

そうなると、Aベータの分解まで手がまわらなくなり、分解されなかったAベータは脳内にたまるようになります。つまり、インスリン抵抗性が高くなると、アルツハイマー病を発症するリスクも高くなるということです。

これが、「アルツハイマー病＝糖尿病」説のメカニズム。アルツハイマー病が「Ⅲ型糖尿病」とか、「脳の糖尿病」とかいわれる所以です。

さらに最近の研究では恐ろしいことが明らかになってきました。

肥満型糖尿病のマウスと、アルツハイマー病を発症するマウスを掛け合わせた実験をしたところ、2カ月くらいで認知症を発症してしまったのです。

そして、その掛け合わせたマウスと通常のアルツハイマー病のマウスの脳を比べたところ、掛け合わせたマウスの脳にはまだ老人斑はなく、それでも認知症状態になっていたのです。

このことは、Ａベータがたまってかたまりをつくらなくても、神経細胞が死んでしまうことを示しています。

つまり、糖尿病になると、Ａベータがたまって、それからタウがたまってという流れを経ることなく、アルツハイマー病を発症するリスクがあるのです。

糖尿病になると、アルツハイマー病になるリスクが高くなる。

このことは、アルツハイマー病を予防するヒントになります。なぜなら、**Ａベータがたまり始めていることには気づけなくても、血糖値ならいつもの健康診断でチェックできる**からです。

基準値を超えていれば糖尿病のリスクがあると同時に、アルツハイマー病のリスクもあるということ。ＭＣＩどころか、ＭＣＩになる前から認知症対策が可能になるということです。

■ 糖尿病になると、認知症の発症リスクが約2倍に!

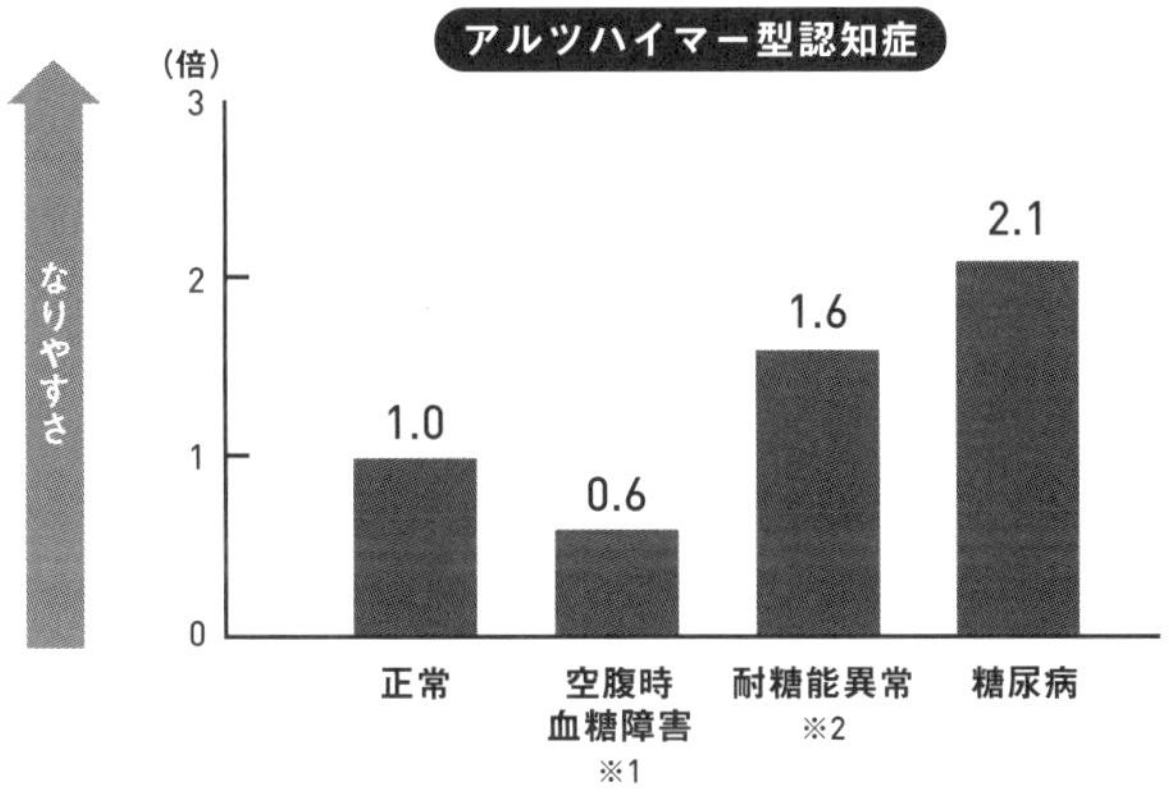

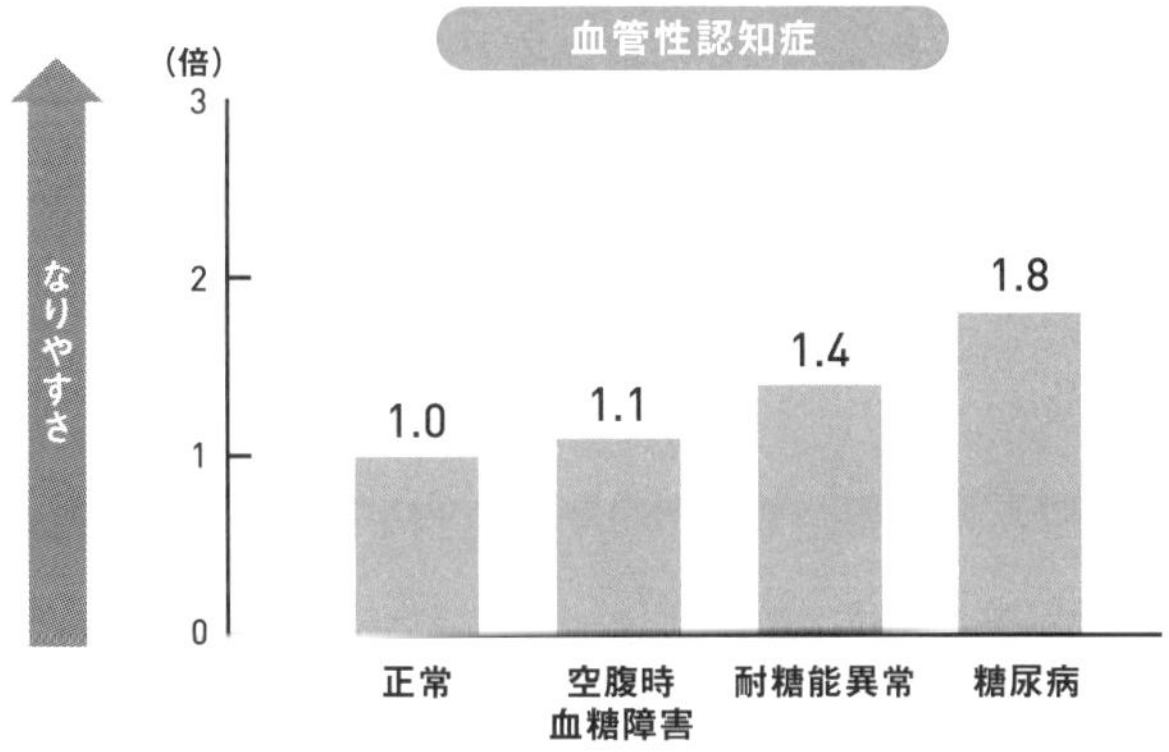

※1：空腹時血糖は食前の血糖値を表すもの。110mg/dℓ未満が正常値
※2：耐糖能異常は糖尿病と診断されるほどではないが、血糖値が正常範囲よりも高い状態

※出典：九州大学「久山町研究」より改変

インスリン抵抗性を改善する糖質制限

危険因子が同じなので、アルツハイマー病や血管性認知症を予防する食生活と糖尿病を予防する食生活は、基本的に同じになります。血糖値を上げない、特に食後血糖値を上げないようにする。それが予防策の第一歩になります。

もっとも効果的なのは、「糖質制限」です。

糖質とは、炭水化物から繊維質（食物繊維）を引いたものです。食後に血糖値を急上昇させるのは、この糖質のみ。白米や白いパン、パスタなど精製された糖質を一度に大量に摂ると、血糖値は一気に上がります。

体内に糖質が摂り込まれるとインスリンが分泌されますが、血糖値が急上昇すればそれだけ大量のインスリンが分泌されます。それを運動などで消費できればいいのですが、使いきれなければ脂肪細胞づくりに使われ、内臓脂肪をどんどん増やすことになります。結果、インスリン抵抗性を高める原因になります。

また、インスリンを何度も大量に分泌すると、その供給元となるすい臓のβ細胞が疲れてしまい、インスリンをうまく分泌できなくなるのです。

糖質を制限すると、まず血糖値の急上昇が起こらなくなります。そうなると、大量のインスリンは必要ないので、内臓脂肪が増えることもなければ、すい臓が疲れてしまうこともありません。

といっても、極端な糖質制限は健康を害するリスクもあるので、まずは量を減らす、間食で糖質を摂ることを避けることなどから始めるようにしましょう。

血糖値の急上昇を避けるには、「GI値」（グリセミック・インデックス）の食品を選ぶという方法もあります。低い食品としては、そば、ライ麦パン、玄米、全粒粉パンなどで、高い食品は食パン、精白米、うどんなどになります。

すでに糖尿病と診断されている方や健康診断の血糖値の数値が基準値を超えている方、メタボリック症候群の方は、厳しめの糖質制限が必要になります。

■ GI値の高い食品が血糖値を急上昇させる

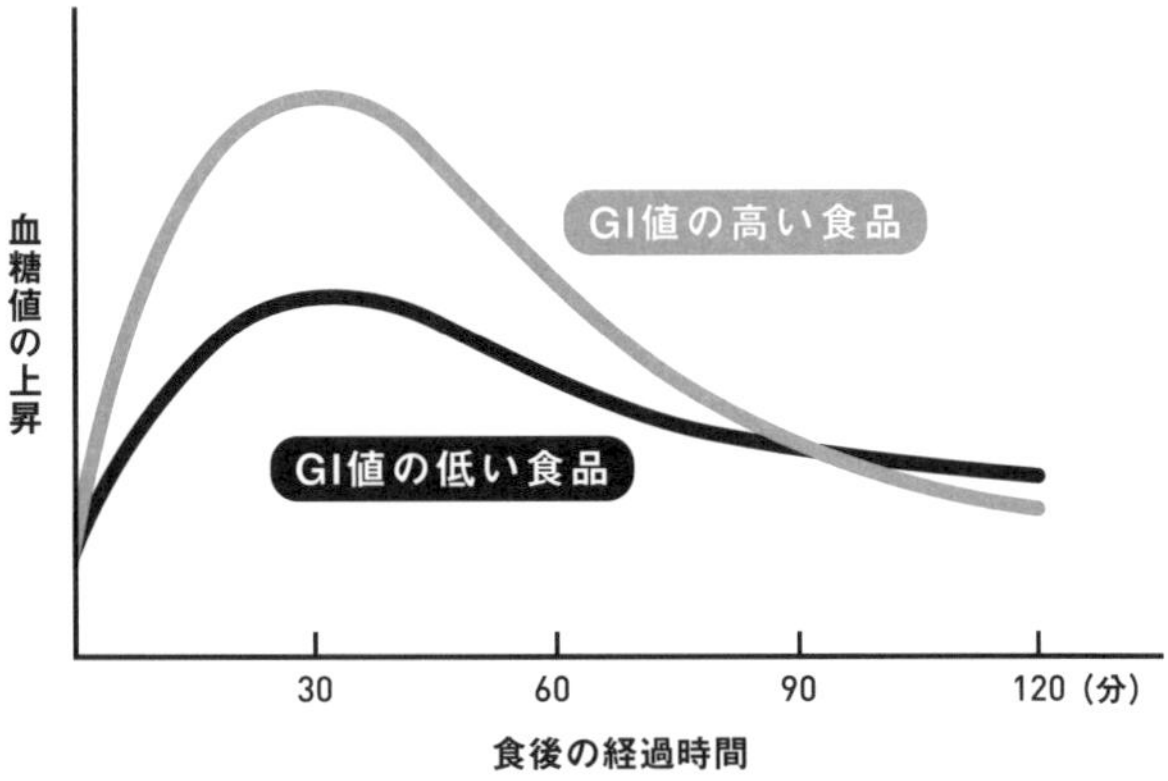

■ GI値の高い食品と低い食品

	低	中	高
炭水化物	春雨・そば・ 小麦全粒粉パン・ 玄米	うどん・パスタ	白米・食パン
野菜	レタスなどの葉もの・ きのこ類・大根・かぶ・ ピーマン・ブロッコリー	さつまいも	にんじん・かぼちゃ・ じゃがいも
乳製品 お菓子 果物	ナッツ類・牛乳・ ヨーグルト・チーズ・ バター・りんご・いちご	プリン・ゼリー・ アイスクリーム・ パイナップル・バナナ	フライドポテト・ せんべい・クッキー・ チョコレート

酸化ストレスを抑えることが脳の病気を抑える

脳にとっての究極の危険因子は酸化ストレス

脳は酸化ストレスに弱い臓器で、酸化ストレスを抑えることは脳の病気である認知症を抑えることにつながります。

そのためには、予防のための食生活は糖質制限を続けるとともに、抗酸化食品を意識的に摂ることも大切です。

人間は呼吸で酸素を取り入れるときに糖や脂肪を消費します。そのときに活性酸素を発生させ、細胞膜や遺伝子を傷つけることになります。それが酸化ストレスで、老化の原因にもなります。

人間には、発生した活性酸素を水と酸素に分解して無毒化するシステムが備わっていますが、活性酸素が大量に発生したり、加齢によってシステムそのものの機能が衰えたりしてくると無毒化できなくなります。

その対抗策が、**ビタミンA、C、E、ポリフェノールなどの抗酸化物質を含んだ食材（抗酸化食品）を食事によって摂ること**なのです。

抗酸化物質はいろいろな食材に含まれています。

ブルーベリー、ラズベリー、イチゴなどカラフルで色の濃い果物、ニンニクなどの香りが強い野菜、ビタミンEが多く含まれるナッツ類やゴマ、ビタミンCが多く含まれる新鮮な野菜、オメガ3脂肪酸を含む脂の多いサバやサンマなどの青魚、βカロテンを含んでいるニンジン、ピーマンなどの緑黄色野菜、葉酸が含まれる枝豆、モロヘイヤなどの葉野菜、ロスマリン酸が含まれるシソ科の植物など……。

抗酸化物質はさまざまな食材に含まれているので、こまめに摂るようにすることが認知症予防につながります。

■ 主な抗酸化食品一覧

抗酸化物質		主な食品例
ビタミン	ビタミンE	ナッツ類・オリーブオイルなどの植物油・アボカド
	ビタミンC	果物（特に柑橘類やベリー類）・ 野菜（キャベツやブロッコリーなど）
ポリフェノール	カテキン	緑茶・ココア
	イソフラボン	大豆などの豆類
	ケルセチン	玉ねぎ・アスパラガス・りんご
	アントシアニン	ブルーベリー・カシス・黒豆
	レスベラトロール	ブドウ・赤ワイン
	クルクミン	ターメリック（ウコン）・しょうが
	ロスマリン酸	スペアミント・ローズマリー・シソ
カロテノイド類	リコピン	トマト・スイカ
	ルテイン	ほうれん草・ブロッコリー・ケール・にんじん
	カプサイシン	赤ピーマン・赤トウガラシ
	アスタキサンチン	鮭・えび・かに
	βカロテン	緑黄色野菜・海藻類

MCIのまま人生を逃げ切る

現段階での認知症との正しい戦い方は、MCIをできるだけ早く発見し、進行を遅らせることです。そして、進行を遅らせるために生活習慣を改めることです。

特別なことをしなければいけないわけではありません。生活習慣病対策として、さまざまな場所でいわれていることを実践するだけです。なぜなら、認知症は糖尿病などと同じ生活習慣病だからです。

認知症を予防するには、それしかありません。

そして、MCIのまま、人生を逃げ切るのです。

現段階での治療法では認知機能が回復するわけではなく、生活習慣を改めることで進行を止め、認知症の発症を抑える。これが、脳の若さを保つ科学的に正しい方法です。正常に戻れないのか、と落胆された方もいるかもしれませんが、考え方を少し変えてみませんか。

ＭＣＩは健常な人と比べると認知機能に障害はありますが、誰かの手を借りなくても日常生活を送れます。それで十分なのです。

高齢の場合、年を重ねれば、それだけ同年代の老化も進み、年齢相応に認知機能も衰えてきます。

たとえば75歳でＭＣＩに気づき、認知機能を横ばいに維持することができれば、まわりが落ちてくるわけですから、逆転することはなくても、健常な人たちに近づくことになります。さらに年を重ねれば、その差はさらに縮まることになります。

そして、**認知症を発症しないまま寿命を迎える。**

本人にとっても、面倒をみる家族や親族にとっても幸せなことですし、生活を壊すこともないと思いませんか。

それを可能にするのが、**認知症発症前のＭＣＩの段階で発見し、生活習慣を改めること**なのです。ＭＣＩ前なら、今から予防のために生活を改めるとＭＣＩになることもなく一生を終えることが可能になります。

年とともに衰えた認知機能が、若い頃のように戻ることはありません。

もちろん、生活を改めることで、閉じこもりがちだった方がすごく明るくなったとか、すごく会話が増えたとか、自分から話すようになったとか、笑顔になったという変化はあります。

しかし、日付や時間を間違えずに言えるようになったとか、覚えた3つの言葉が3分後にも出てくるようになったということはありません。

それでもＭＣＩ発覚時から認知能力を横ばいで維持すれば、80歳の人なら85歳になったときはまわりとほとんど変わらなくなるし、90歳まで生きればスーパー老人と呼ばれるかもしれません。

早い段階で気づければ、そのレベルで維持することができる。

そして気づいたときから、バランスのよい食事、適度な運動、コミュニケーションを心がける。それだけで、ＭＣＩのまま、人生を逃げ切ることができます。

第3章

認知症予防の最前線

ＭＣＩの前に見つけるのはとても困難

アルツハイマー病の場合、Ａベータの蓄積は20年前から始まっていますが、ＭＣＩの症状が現れてくるのは、そのたまり物がかなり十分な量に達してからといわれています。

当然、本人に自覚症状がない状態で病院へ行くことはありません。つまり、**病院を訪れたときは、かなり進行しているということです。ＭＣＩが見つかる前の段階で進行していることに気づければいいのですが、それはなかなか難しい**ものがあります。

本当ならば、もの忘れの症状はまったくないけれども、脳の中に老人斑が確認できる人に対して、たまり物をきれいにする治療をしたら、認知症とはきっぱりさっぱり縁を切れるのかもしれません。

そのためには、発症していない人に投与するという相当安全度の高い薬も求められます。それは、新型コロナのワクチンと同じです。感染予防のために打ったワクチンで、別の大きな病気を発症することは許されません。

それと同時に、脳の中にたまり物がある人を見つけるシステムをつくることも重要になります。

現状のMRIでは、脳内のたまり物を発見するのは難しいところがあります。有効なのはアミロイドPETですが、検査のために被爆して、30～40万円の検査費用を負担するのは一般の方々には難しいものがあります。

といって、すでに国の医療費の約6割を占める高齢者医療に、さらなる予算を投じることも考えられません。

それでは、一緒に暮らす家族が気づくことはできないか。

これも難しいものがあります。

もの忘れで同じことを何度も聞いてくるとか、その頻度が多くなってくるとか、もしくは怒りっぽくなったとか、イライラするようになった、などの**異変に気づけるようになるのは、すでにMCIか、それ以上に進行している段階**です。

一緒に暮らしていれば、もしかするとちょっとした変化に気づける可能性はありますが、たまに電話で話すくらいの田舎の両親の変化など、とても気づけないし、気づきようがありません。

認知症予防の意識を高めるのも難しいものです。

たとえば、国立研究開発法人　日本医療研究開発機構（ＡＭＥＤ）の予算で実施されているジェイトラック（Ｊ－ＴＲＣ）研究では、50歳以上の方を対象に3カ月に1回ウェブ上でテストを実施しています。ゲーム感覚で参加でき、アミロイドがたまっている可能性が高いかどうかのシステムを作る研究ですが、忙しくて忘れてしまう人がほとんどのようです。

さらに認知症に関していえば、人は、自分の認知機能を他人に知られることに抵抗があるようです。少しでも評価が低いと、弱みを握られた気にでもなるのでしょうか。それが認知機能テストをやりたがらない一因になっています。

はっきり数値化される身体測定や握力テストなどには抵抗がないのに、認知機能の検査となると尻込みするところがあります。

現状では、診断する側の精度にも課題があります。

ＭＣＩになる前の段階で脳のたまり物の検査をしても、発覚するのは10％くらい。しかも、たまり物と症状から専門医がＭＣＩだと判断しても、本当にアルツハイマー病になるのは、日本では2～3割しかいないのが実状です。

つまり残り7割は誤診。それだけスクリーニングエラーが多いのです。

もの忘れになる病気はアルツハイマー以外にもいくらでもあるわけで、そういう意味では、将来的には、やはりアミロイドＰＥＴ検査を広く受けられるようになるのが理想なのかもしれません。

現段階では、ＭＣＩを早い段階で見つける。これが結論になります。

認知症の人にやさしいまち「神戸モデル」

ＭＣＩの早い段階でいかに発見するか。

その取り組みとして注目されているのが、**神戸市が行っている認知症「神戸モデル」**です。神戸市では、２０１９年から、65歳以上の市民を対象に、無料で認知症診断を受けられる助成制度をスタートさせました。

診断は、認知機能検診と認知機能精密検査の二段階で、第一段階で少しでも認知症が疑われる場合には、エスカレーター式で第二段階に進んでもらいます。

第一段階を担当するのは、地域の医療機関、主に開業医になります。そして第二段階を担当するのは、認知症を専門とする医療機関で、保険診療ベースで各種検査、画像診断（ＭＲＩ）を行います。

保険診療のため自己負担分はかかりますが、それを神戸市が後で償還(しょうかん)払いするシステム。要するに、**自己負担ゼロで認知症検査を受けられる**のです。

また初回の検査で認知症ではないと診断されても、その後も継続的に年に1回、認知機能のチェックを無料で受けられます。

それだけではありません。診断で認知症であることが発覚した場合は、認知症の方が事故を起こして賠償責任を負ったときの保険への市負担による加入、見舞金の支給、さらに相談窓口を用意しています。

また、MCIの診断を受けた方は、第二段階を担当する専門の医療機関で継続して治療を受けることができます。

少しでも認知症の疑いがあったら、本当に認知症なのか、MCIなのか、正常なのか、さらに詳しく診てもらう。そして、認知症もしくはMCIと診断されたら手厚くフォローする。

そういう文化をつくって、認知症の予防に取り組み始めたのが神戸市です。

■「神戸モデル」第一段階の認知機能検査

1 改訂長谷川式 簡易知能評価スケール	認知機能検査によく活用されるスクリーニング検査(75ページ参照)
2 DASK—21	21の質問それぞれに4段階で回答するもので、短時間の問診で認知機能と生活機能を評価する。正常が1点、最も悪い状態が4点。すべての質問に対して正常なら21点、点数が高くなるほど認知症の疑いがあるという判断になる。
3 神戸市オリジナル問診票	「長谷川式」「DASC-21」だと、どうしてもアルツハイマー病を中心に拾い上げることになるため、前頭側頭型やレビー小体型などの認知症が見逃されがち。睡眠のこと、寝言のこと、あるいは便秘のこととか、そういうほかの認知症にも気づけるような問診票になっている。

疑いがあるときにどこへ行けばいいか

現在、こうした神戸市のような診断助成制度を行っているのは、横浜市と名古屋市。しかし、第二段階の精密検査は実費になります。

また、神戸市の場合は、第一段階から第二段階に進む際の紹介状も不要。疑いがあればスムーズに精密検査に進める制度になっています。

「神戸モデル」が秀逸なのは、受ける側、受け入れる側ともに認知症診断への敷居を下げたところにもあります。

認知症やMCIの発見が遅れる理由には、ちょっと疑いがあったとしても、病院を受けたがらない、行きたがらないというところがあります。そこで神戸市では、いつでも近くのかかりつけの医者に相談ができるように、65歳以上の市民にクーポン券を配布しています。

認知症診断には、どこへ相談に行ったらいいのかわからないという「入り口問題」があります。というのは、認知症の治療をリードしているのが、精神科なのか、脳神経内科なのか、あるいは老年科なのか地域ごとに異なるからです。これでは、相談する側は混乱してしまいます。

認知症は認知障害がある程度進むと、「自分はどこも悪くない」「私は大丈夫」と言ってしまう病気なので、できるだけ早い段階で、かまえることなく、かかりつけの医者に気軽に相談できる環境が重要なのです。

家族も顔見知りの先生なら安心して相談できます。さらにいえば1回目で正常と判断されても、翌年も継続していけるわけですから、その点も安心できるところです。

自分の親や配偶者がちょっと怪しいかなと思ったとしても、具体的にどこに行けばいいいか、どう相談すればいいかわからない人たちは世の中にはたくさんいます。

神戸モデルの場合、受け入れる側の認知症の専門ではない開業医も不安なく受け入れられるシステムになっています。

なぜなら、診断に訪れた方に行うのは、事前に決まっている3つの認知機能検査のみだからです。しかも、少しでも疑いがあれば、あらかじめ決まっているフォーマットを埋めるだけで、専門の医療機関を紹介できます。

神戸モデルで第一段階を担当する医療機関の8割は、認知症の患者さんを受け入れた経験がなかったといいます。

相談に来られた方にMCIの兆候があったとしても、認知症に慣れていない医者は困ります。専門医なら「運動しましょうか」とか、「食生活を改めましょう」とか話せるでしょうが、何を話していいのかわかりません。

そもそも、MCIだと判断できても、処方する薬もないのです。

受診者の18%が認知症、8%がMCI

神戸モデルの実績は、約8カ月のものになりますが次のようになります。

第一段階の受診者数は、８７１８人。そのうち、疑いありと診断されたのは２７７６人（31・８％）、疑いなし５９４２人（68・２）％。

疑いがあるといわれて第二段階を受診したのは、１８７２人。そのうち、認知症と診断された方は１１３７人（60・７％）、ＭＣＩと診断された方は４８３人（25・８％）、認知症ではなかった方は２５２人（13・５％）。

受診された方の約18％が認知症、約８％がＭＣＩであることがわかったことになります。認知症と診断された方は、残念ながら進行を遅らせることしかできませんが、ＭＣＩと診断された方は現状の認知機能を維持することができます。また、正常だった方はＭＣＩにならないように予防することができます。

少なくとも、ＭＣＩが発覚した方は、この診断を受けていなければ、数年後には認知症を発症していたということです。

自覚症状がないときに検査を受けることに対して「早期診断早期絶望」とネガティブにとらえる人もいますが、**認知症になりたくなければ、やはり早く見つけるべきなのです。**

■ 神戸モデルの概要図

1　認知症診断助成制度

※対象は65歳以上の神戸市民

第1段階

認知機能検査

地域の医療機関で問診を受ける

「認知症の疑いがある」と診断された場合

第2段階

認知機能精密検査

専門の医療機関で精密検査を受ける

「認知症」と診断された場合

2の「事故救済制度」の対象となる

2　事故救済制度

1の「認知症診断助成制度」により「認知症」と診断された人が火災や事故を起こした場合

賠償責任が

ある　神戸市が保険料を負担する民間の保険に登録することで、最大2億円が本人や家族に支払われる

ない　賠償責任がないと判断された場合でも、被害者に見舞金として最大3000万円まで支払われる

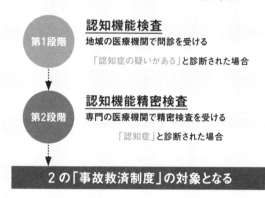

目の動きから3分で認知機能を評価する

認知機能検査で課題とされているのが、簡便性です。

簡単な問診とはいえ、すべての項目を終えるまでに10～15分の時間がかかります。その間、受診されている方がストレスなく対応できるかは微妙なところ。せっかちな方は長引けばイライラしてくるし、耳が悪い方は面倒くさくなって後半はまともに答えなくなることもあります。

なかには問診の途中で泣き出す人もいれば、怒り出す人もいます。極端な場合、途中で帰る人もいます。

質問を投げかける側の態度でも、受け答え方は変わってきます。担当者全員が、受け答えに時間がかかっても辛抱強く待てたり、物腰やわらかく質問したりすることができればいいのですが、なかには高圧的な態度だったり、機械的な言い方だったりする場合があります。そうなると、相手も真剣に答えようとしなくなるため、回答に信ぴょう性がなくなります。

スクリーニング精度を維持しながら、もっと簡単にできる方法はないか。

そこで注目されているのが、大阪大学大学院医学系研究科臨床遺伝子治療学の森下竜一寄附講座教授や武田朱公寄附講座准教授らの研究グループが開発した**世界初の「アイトラッキング式認知機能評価法」**です。

長谷川式やＭＭＳＥで行われる、たとえば足し算や引き算などの答えを言葉にするのではなく、目で見てもらう。答えが7なら、モニター上の数字の7を見るというように検査を行います。

これなら時間もかからないし、質問者とのやりとりも減るためストレスも抑えられます。現段階ではｉＰａｄの顔認証システムを利用するため使用デバイスは限定されますが、これまで10～15分かかっていた検査が、約3分モニターを眺めてもらうだけで終了するといいます。

しかも、ＭＭＳＥの結果との相関性が高いことも立証されていて、認知機能評価の信頼性も高いといわれています。

「アイトラッキング式認知機能評価法」の開発は一般用と医療用が同時並行で進められていて、一般用はすでに、一部の介護施設、老人施設、ケアワークなどで活用が始まっています。今後は、スポーツジム、保険会社、食品会社、薬局、ドラッグストアなどへの展開も予定されています。また、医療用に関しては、２０２１年からは医療機器としての治験も始まる予定です。

認知症の場合、ちょっとおかしいと思っても、専門の医療機関へ行くとなると家族も断るし、本人も嫌がります。しかし、近くの薬局や通っているスポーツジム、かかりつけの病院などで、ゲーム感覚で自分の認知機能を診断してみるくらいなら気軽にできるはずです。

■ 目の動きで認知機能を検査できる

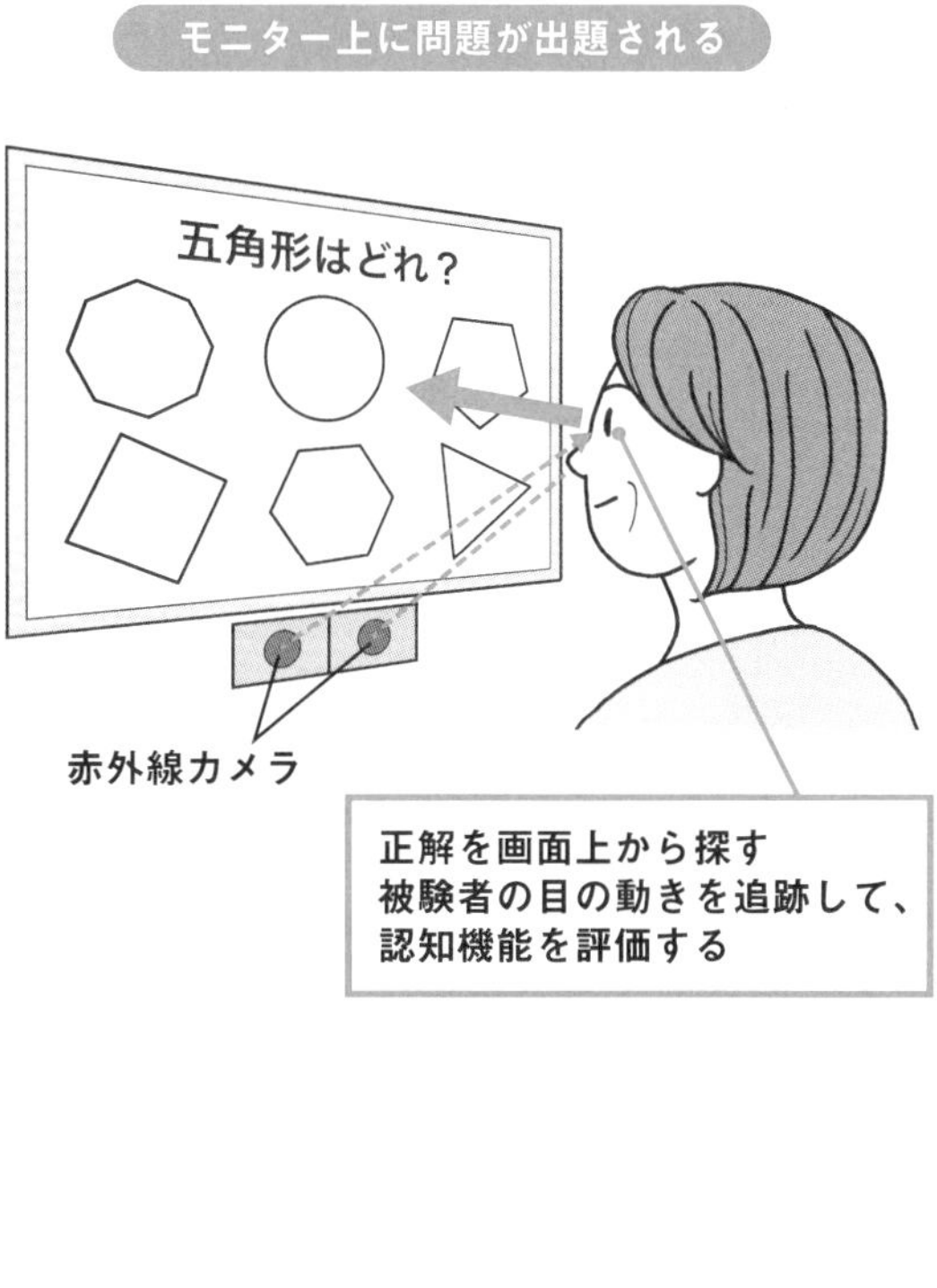
モニター上に問題が出題される
五角形はどれ？
赤外線カメラ
正解を画面上から探す
被験者の目の動きを追跡して、
認知機能を評価する

■ アイトラッキングシステムはMMSEの精度と同等

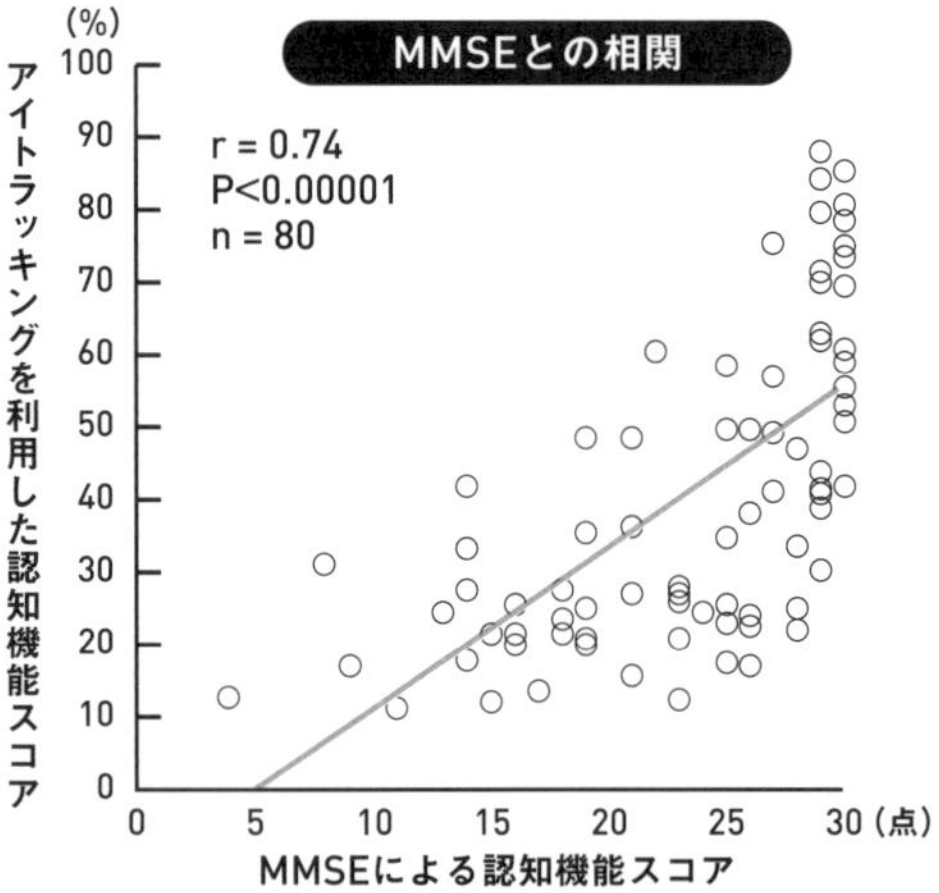

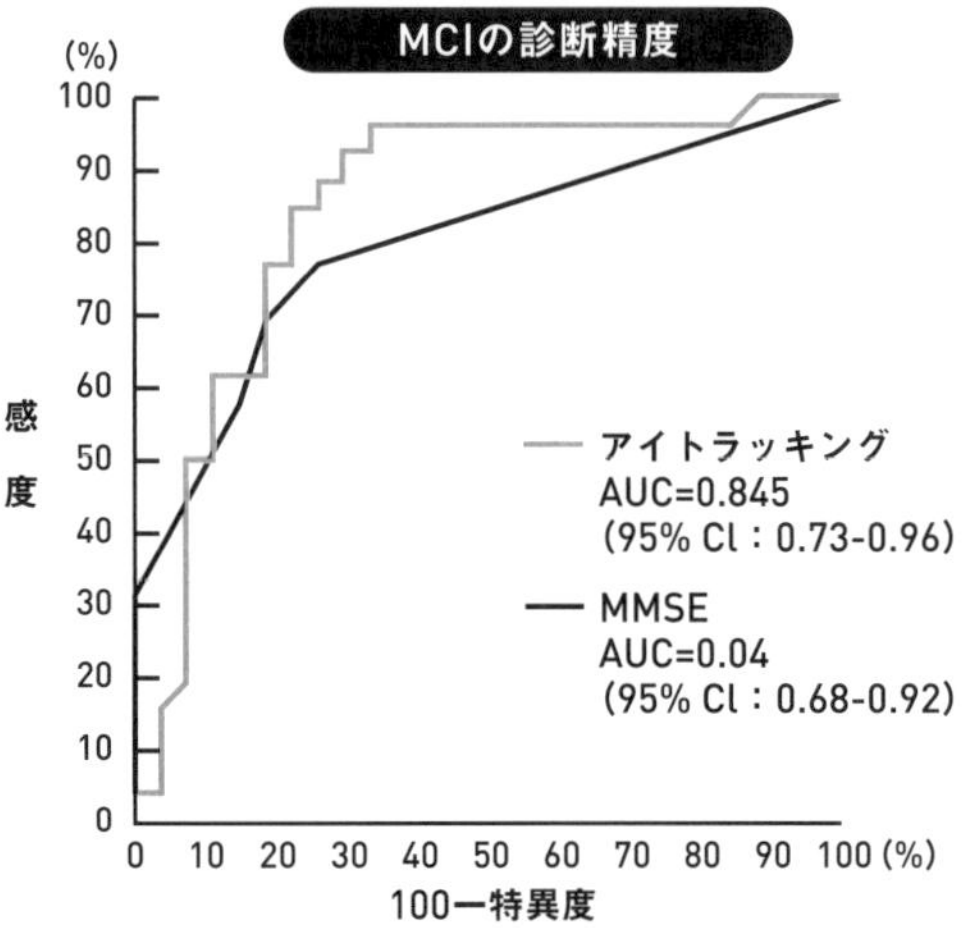

（出典）Sci Rep. 2019［PMID：31506486］

気軽に参加できる「認知症カフェ」

「オレンジカフェ」「メモリーカフェ」「ふれあいカフェ」などの名称で全国各地に広がりをみせる「認知症カフェ」。

厚生労働省が2015年に策定した「認知症施策推進総合戦略（通称、新オレンジプラン）」の中で紹介されてから急激にその数が増え、2017年時点で1747市町村自治体中1265自治体にまで設置が進んでいます。

総数は5863カ所。2015年の実績調査では2253カ所ですから、2年間で2倍以上に増えたことになります。それだけ、社会的に認知症に対する意識が高くなってきたことがわかります。

認知症カフェとは、認知症の方や家族、介護や医療、福祉の専門の方、ボランティアスタッフ、そして地域の方などが気軽に参加し、さまざまなことを楽しみながら、専門的な相談もできる場所です。

運営しているのは、市区町村や地域包括支援センター、社会福祉協議会、介護事業所、医療機関、ＮＰＯ法人などさまざまで、スタッフは介護・医療の専門職や民生委員、認知症サポーター、ボランティアの方などが支援しています。

カフェの数は増えてきていますが、周知度はまだまだ。

広く知られることでより多くの人たちが参加し、認知症の家族をもつ人たちの息抜きや悩みを共有できる場所、認知症の方にとっては楽しみや生きがいなどを見つけられる場所になることが期待されています。

また、カフェに参加してみることで認知症に対する理解が深まり、認知機能検査の受診のきっかけになるのではないかと考えられます。

こういう場所の存在を知っていれば、ＭＣＩ、認知症と診断されたときに進行を止める、遅らせるための予防の場所としても活用できます。

外出自粛は認知症を進行させる？

広島大学大学院医系科学研究科共生社会医学講座の石井伸弥寄附講座教授が、一般社団法人日本老年医学会、広島大学公衆衛生学講座と共同で行ったオンライン調査によると、医療・介護施設の38・5%、介護支援専門員の38・1%が新型コロナによって認知症患者に影響が生じたとしており、特に行動心理症状の出現・悪化、認知機能の低下、身体活動量の低下などの影響がみられたと回答しています。

また、日本認知症学会が行った認知症の専門医に対するアンケート調査によると、外出自粛などによる認知症の症状悪化を「多く認める」「少数認める」とした回答が40%を占めました。症状としては、認知機能の悪化が47%、行動・心理症状（BPSD）の悪化が46%と回答しています。

■ 新型コロナの認知症への影響

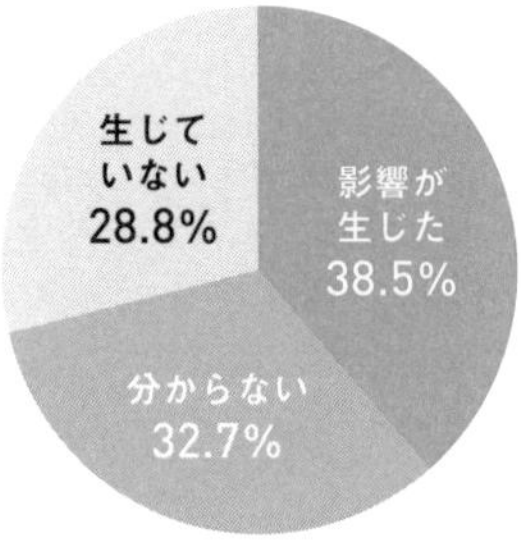

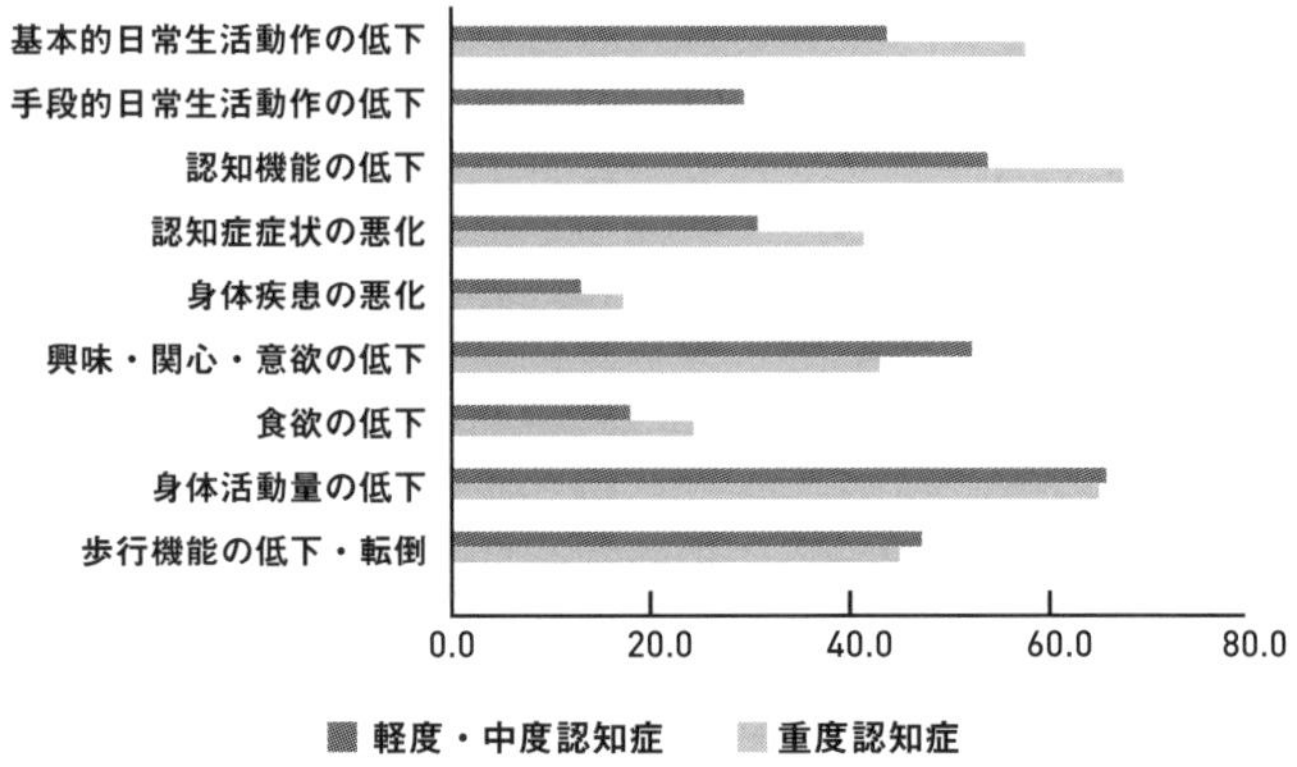

（出典）一般社団法人 日本老年医学会と広島大学公衆衛生学講座の共同でのオンライン調査

新型コロナによって認知症が進行した背景には、施設での面会が中止になり精神的に不安定になったり、外出自粛によって社会との交わりが減ったり、筋力が衰えたりしたことなどがあると考えられます。

国立長寿医療研究センターのインターネット調査によると、**新型コロナの影響で高齢者の1週間あたりの身体活動量が約3割（約60分）減少した**と報告されています。

日本認知症学会の調査では、病院やクリニックへの受診頻度も減少したとの回答が82%にのぼったといいます。受診のための移動や医療現場での感染への不安が、受診控えにつながったと考えられています。

この調査の中では、新型コロナの影響で認知症カフェや家族会などが開かれなくなり、ＭＣＩの方にも影響が出てきているという報告もあります。

最近もの忘れがひどくなったとか、家族に指摘されたとかという方は、早めの認知機能検査をおすすめします。認知症は早めの対策がすべてなのです。

第4章

あなたはどっち？認知症に近づく生活・遠ざける生活

MCIで逃げ切るために生活習慣を改める

認知症との戦い方の正攻法は、認知機能が低下してきていることにできるだけ早く気づき、進行を止める、または遅らせるための生活を始めることです。

ＭＣＩの前なら脳の健康をいつまでも維持することができるし、たとえＭＣＩだったとしても、認知症を発症せずに逃げ切ることができます。

といっても、認知機能の衰えを自覚できない状態では、なかなか予防のための行動には移せないものです。健康診断の血糖値や血圧の数値が基準値を超えても生活を改められない人が多いのですから、進行しているかどうかが客観的に見えづらい認知症ならなおさらです。

先ほども紹介しましたが、株式会社わかさ生活の調査によると、約7割の人が、認知症予防のために特に何もしていません。そこで、手軽に始められるＭＣＩで逃げ切るための方法を紹介することにしましょう。

第4章では生活習慣、第5章では運動を中心にした脳の活性化、第6章では食生活をテーマに具体的な方法を紹介するので、まずはどれかひとつだけでも始めてみてください。脳の健康維持は、そこから始まります。

もちろん、第2章で紹介した「糖質制限」と「抗酸化物質の摂取」は、認知症だけでなく、生活習慣病を予防する基本なので、積極的に実践するようにしましょう。


それでは、皆さん、次のページを開いてください。どちらが認知症を遠ざける生活かわかりますか?

■ 認知症の予防のために何か行っていますか?

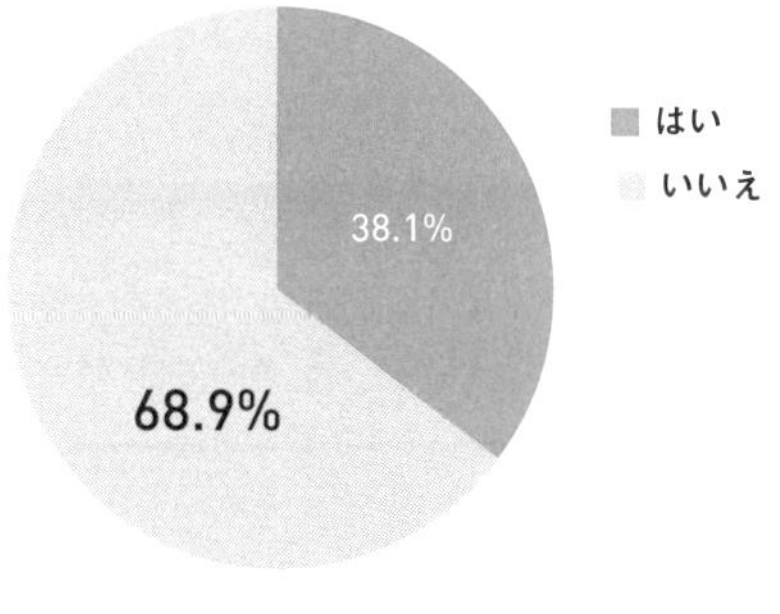

(出典) わかさ生活調べ　2021年2月調査

オシャレをする or すっぴんでいる

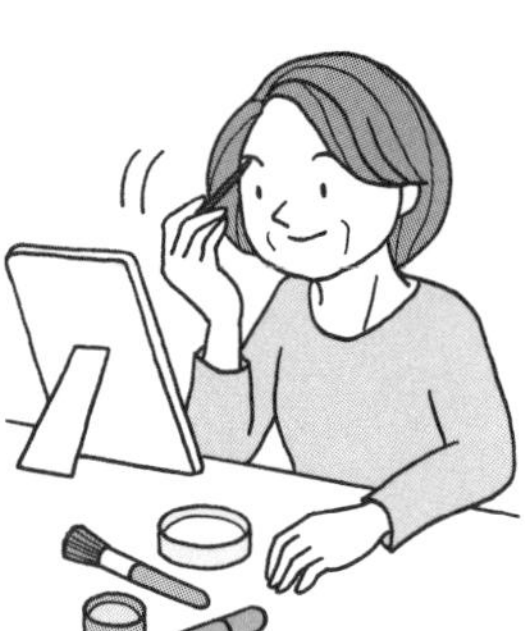

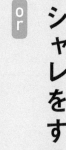

認知症の進行は化粧で遅くなる

年齢を重ねるとともに体形や容姿が変わり始め、「自分はもう若くないんだ」と実感するようになると、無難な服を選んだり、すっぴんでいることが多くなったり、おしゃれへの関心が薄れていくのは、男性にも女性にもみられる傾向です。

おしゃれと認知症に何の関係もないのでは？　と思うかもしれませんが、実はお

しゃれには、気持ちを前向きにして老化を予防する効果があるといわれています。

近年、介護業界ではメイクやヘア、ネイルなど美容系サービスによって高齢者を元気にしようという活動が増えています。

たとえば、化粧を通じて高齢者の生活向上や健康長寿をめざす「メイクセラピー」という化粧療法がありますが、この研究によると、老人ホーム入居者を対象に**2週間に1回、3カ月間の化粧療法を実施したところ、認知症進行を抑制する効果がみられた**という結果が報告されています。

身だしなみに興味を持つことは、前頭葉を刺激して脳の若さを保つことにもつながります。また、自分の姿に自信を持つことで積極的に外へ出る意欲がわき、趣味のサークルや地域活動など、周囲との交流が増えるきっかけにもなるかもしれません。

まずは好きな服をいろいろ着てみる、口紅をひく、髪型を変えてみるなど、気軽におしゃれを楽しむことが認知症予防につながるのです。

新しい店に行く or なじみの店に行く

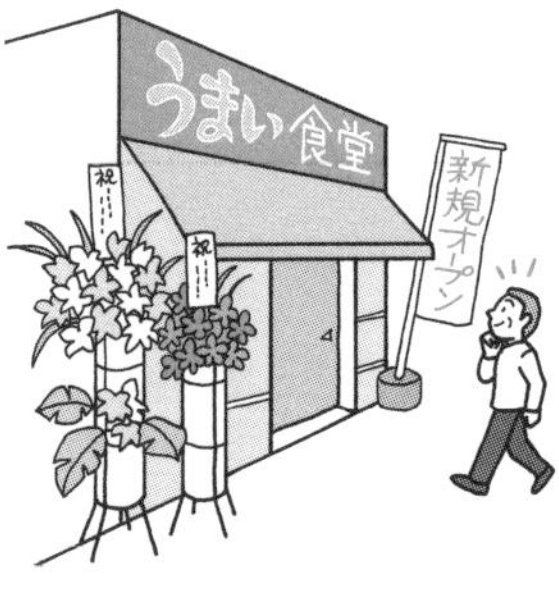

脳は未知との出会いで活性化する

若い頃は安くておいしい定食屋や、雰囲気のおしゃれなレストランなどをリサーチして新しい店を開拓することを楽しんでいたという人も、歳を重ねるにつれて落ち着いた雰囲気の安心できる店や、店主や店員、常連客と顔なじみの店や、黙っていても自分の好みのものを出してくれる行きつけの店ばかりに通うようになりがちです。

こうした行動は、脳の老化による特有の症状といえます。人は老化が進むと、慣れないことが不安やストレスになり、できるだけ自分にとって居心地のよい環境を選ぼうとする傾向があります。

お店選びに限りません。

たとえば、かつては流行りの曲やアルバムをいち早く買ってチェックしていたけど、今では懐かしのヒット曲ばかり聴いている……。

昔は話題の新作を観るために映画館に行くのが待ちきれなかったけど、最近は部屋にこもって、名作ＤＶＤを鑑賞するほうが落ち着く……。

こうした変化も、加齢とともに起こりがちな脳の老化現象といえます。

しかし、脳の神経細胞は未知の出来事に出会うことで、より活性化して働きがよくなるもの。新しいことに興味を持たず、同じことばかりを繰り返していると、脳がマンネリ化して機能がどんどん劣化してしまいます。なじみの店に通うことが悪いわけではありませんが、たまには新しい店に入って脳に刺激を与えましょう。

料理をつくる or 料理を食べる

料理をつくるときの脳はフル回転

年をとると毎日の食事づくりも面倒になりがちです。ご飯はレトルト、おかずはコンビニやスーパーでお惣菜を買って済ませてしまう、なかにはファミレスの常連になっているという高齢者も少なくありません。

しかし、料理は認知症予防につながる絶好の脳トレ。

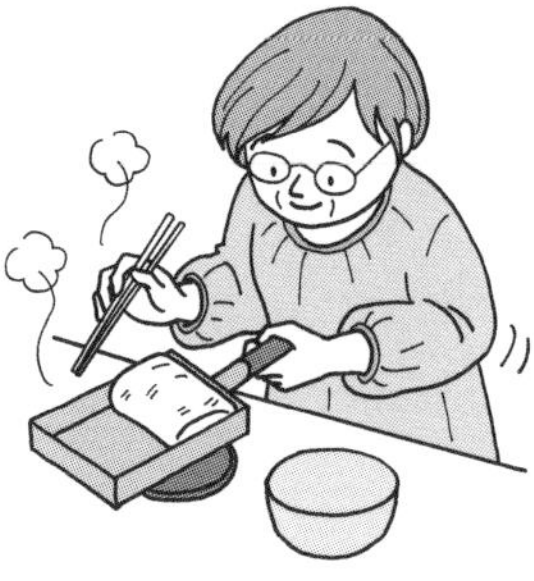

料理の一連の作業には、頭を使ったり、手指や体を動かしたり、脳を活性化する動作がたくさん含まれているからです。

たとえば、買い物では、献立を決めて、料理の手順を思い出し、食材を選びます。そして調理中は、食材をカットしながら鍋の火加減を気にしたり、手順を段取りしたり、お皿への盛りつけを考えたり、はじめから終わりまで脳がフル回転しています。

このように**いくつかの作業を並行して行うことは、脳の神経伝達ネットワークの働きを高めて脳を鍛えるトレーニングに最適**です。

実際に、料理をすることにより脳が広い範囲で活性化することは、東北大学の研究などでも明らかになっています。

栄養バランスを意識して料理をつくることは、認知症だけでなく生活習慣病の予防や、健康増進、若返り効果も期待できます。誰かと一緒に「おいしい」と食事を楽しむことができれば、より充実感や達成感も得られます。料理は食べるだけでなく、たまにはつくってみるのも、脳を老化させない方法なのです。

よく笑う or よく泣く

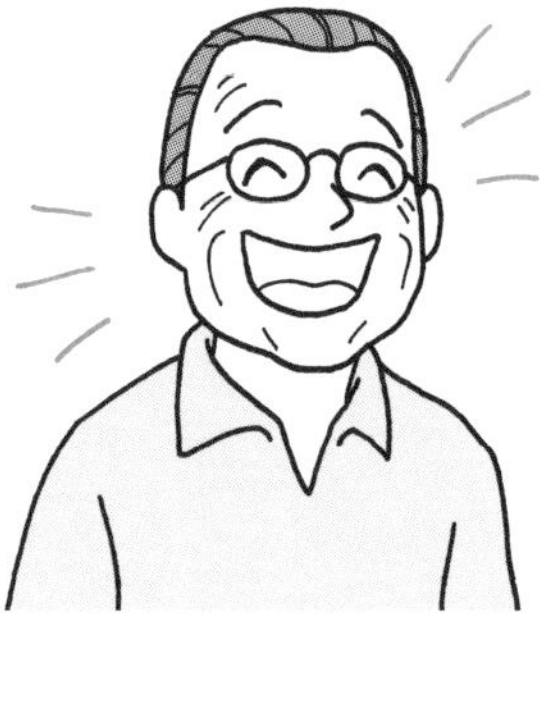

笑顔になると免疫力がアップする

いつもニコニコ笑っている人は認知症になりにくく、愚痴や泣き言ばかりいっている人は認知症になるリスクが高くなります。

愚痴っぽくなるのは老化現象のひとつでもありますが、ネガティブなことばかり考えているとどんどん気分が落ち込み、ストレスがたまってしまいます。**強いストレス**

は脳にダメージを与えて認知機能を低下させる原因になるので注意が必要です。

一方、「笑い」は人間の免疫力を高める最強の薬です。

大阪国際がんセンターが2017年より取り組んでいる「笑いとがん医療の実証研究」によると、漫才や落語を鑑賞した患者は、免疫細胞のひとつである「ナチュラルキラー細胞」が活性化し、心身のストレス状態についても改善がみられたことなどが明らかにされました。

つまり、笑いによる免疫力アップの効果が認められたということです。

免疫力がアップすれば病気にかかりにくくなる。これは認知症にもいえることです。

大阪府で実施された「笑いの頻度と認知症の関連」の横断研究によると、笑う機会が「ほとんどない」人は「ほぼ毎日」笑う人に比べて認知症になるリスクが高く、笑う頻度が少ない人ほど認知機能の低下がみられたという結果が出ています。

認知症を防ぐためには、「笑う」機会をつくること。家族や気の許せる友人たちと一緒に楽しい時間を過ごすのは認知症予防にもなるのです。

分からないことは人に聞く or なんでもスマホで検索

スマホに頼ると「思い出す力」が衰える

どんな漢字だったかな、あのタレントの名前が出てこない、地名が思い出せない、場所がわからなくてもナビで検索すれば大丈夫……。ネットで調べれば何でもわかる便利な世の中です。「困ったときはスマホ」が習慣になっている人も多いと思います。

しかし、**スマホやパソコンに依存し過ぎると、脳の働きを衰えさせる恐れがありま**

す。自分の頭で考えたり記憶したりすることを放棄してしまい、脳の「思い出す力」がどんどん失われて認知機能が低下するといわれています。

わからないことがあったときは、少しでも自分で思い出そうとする努力が大切。また、声に出してまわりの人に尋ねてみるのも、認知症予防に効果的です。

年をとると無口になる人も多いですが、「誰かと話すこと」は脳を鍛えるよいトレーニングになります。

「この年になって若い者に聞くのは恥ずかしい」
「こんなこともわからないの？　と馬鹿にされるかもしれない」
「間違ったことを言って笑われたら嫌だな」

そんなプライドは捨て去ってしまいましょう。

松下幸之助氏は晩年になっても、疑問があれば若い技術者や研究者に謙虚に耳を傾けていたそうです。知らないことがあったら、積極的に質問し、相手の説明を聞くことができる人は、いつまでも元気で若々しく充実しているものです。

日記を書く or 本を読む

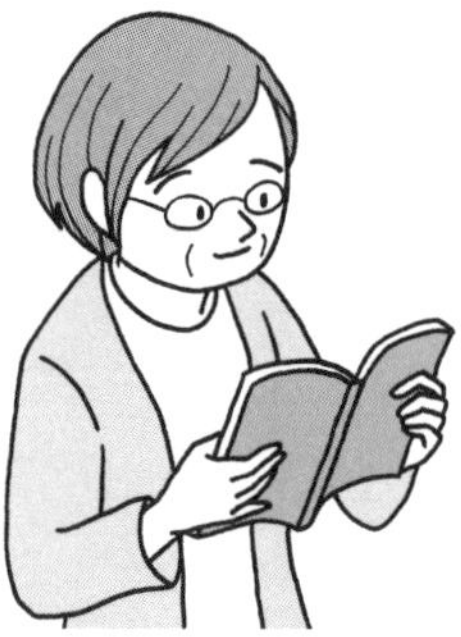

記憶力を維持する「出力作業」

本を読むことは思考力や考察力、読解力を必要とするため、脳に刺激を与えて老化を防ぐといわれています。物語の背景や登場人物の気持ちなどを想像することで感情が豊かになり、ストレス解消にも効果的。頻繁に読書をする高齢者は、そうでない高齢者に比べて認知力が低下するリスクが減ったという研究結果もあります。

そんな読書より、認知症予防に効果があるのが、日記を書くことです。

過去を振り返って書き出す「出力作業」は、記憶力を維持するよい訓練になります。

とはいえ、旅行した日や何か面白いことがあった日ならともかく、代わり映えしない日常だと、「書くことがない」となるかもしれません。しかし、実は、**何も記憶に残るようなことがない平凡な日ほど、脳を鍛える格好のチャンス**です。

今日はどんなことがあったのか、誰と会ったのか、どんな話をしたか、何を食べたか、どんな気持ちだったか……。1日を振り返り、それを文字に変換して文章にまとめる。「思い出そう」とすれば、必ず記憶が引き出されてきます。

日記といってもノートにびっしり書く必要はなく、ほんの数行でもかまいません。ブログやSNSを利用するのもいいでしょう。ブログやSNSは不特定多数の人たちが見ることになる公開日記なので、他人にも理解できるように記憶を整理して書き出すことが必要となり、より脳が鍛えられます。

買い物が好き or 節約が好き

お金を使えば前頭葉がフル回転する

日本人は「貯蓄が美徳」と考えるほど貯金好きな民族といわれています。

もちろん、子供の養育費や家のローン、老後の生活などに備えて「節約しなければ」と考える人の気持ちはわかります。

しかし、知識をたくさん持っていても活用しなければ意味がないのと同じように、

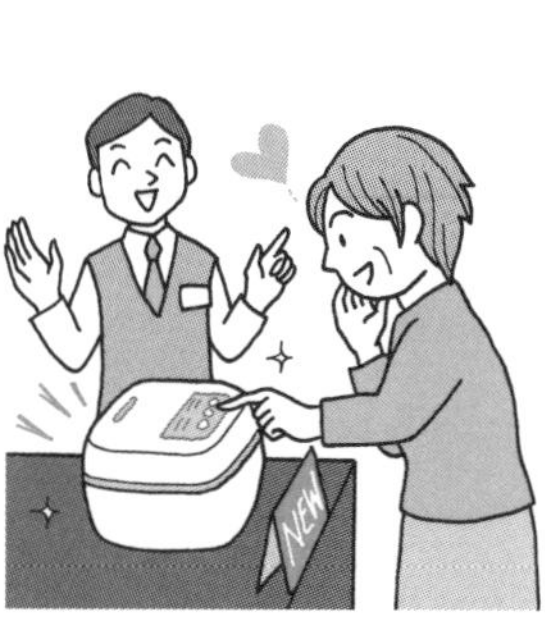

お金も貯めるだけで上手に活かすことができなければ宝の持ち腐れです。

お金は「使うときには使う」から活かされるもの。

もちろん、浪費や無駄遣いをしなさいということではありません。

大事なのは、お金の有効な使い道を、自分の頭で考えることです。


何にどう使えば自分が満足できるか、そのためにはどれくらいの金額が必要で、予算内に収めるにはどうすればよいか……。

お金を使うとき、脳の中では前頭葉がフル稼働しています。

これが、脳を活性化させて老化を防ぐことに役立ちます。お金を使って満足のいく結果が得られれば、さらに幸せホルモンが分泌されて、脳を若々しく保つことにもつながります。


節約ばかりしていると意外とつまらないものにお金を使ってしまい、結果的に「安物買いの銭失いになっている」なんてこともありがちな話です。そうならないためにも、ここぞというときには上手にお金を使える人になりましょう。

ほどよく投資派 or コツコツ預金派

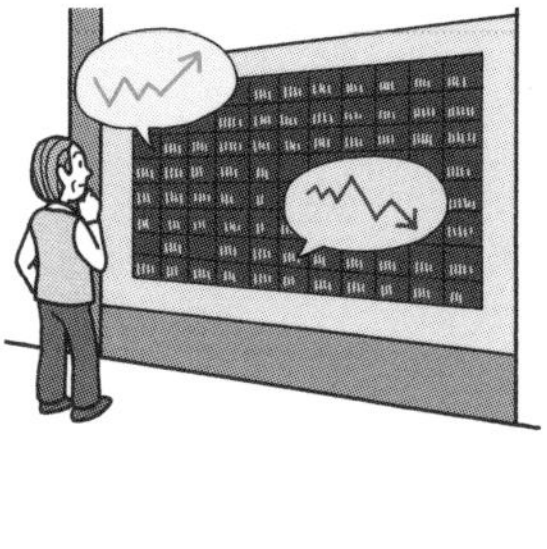

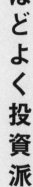

予測・予想が脳には刺激的

投資と定期預金では、どちらが認知症予防に効果があると思いますか。

なんとなく危ないイメージの投資より、地道な定期預金のほうがストレスを感じることがなくてよさそうに思えます。

しかし、脳に刺激を与えるという点からいえば、投資のほうが老化防止には効果的であるといえます。脳は、何が起こるか想定できないワクワクするようなことが起きると、刺激を受けて活性化を促すという特徴があるからです。

毎月決まった日に、決まった金額が自動的に積み立てられる定期預金は、手堅く貯蓄する方法としてはよいのですが、結果が予測できるので前頭葉への刺激にはつながりません。その点、先の見えない投資は、想定外の出来事の宝庫。

たとえば、株式投資の場合、世の中の情勢や景気の動向をみて、刻々と変化する株価をチェックし、予測を立てて絶好のタイミングで売り買いの判断をする……。

思い切って競馬なら、新聞の情報や馬のコンディションから「この場合はどうなるのか」などシミュレーションしながら予想し、金額を計算して馬券を購入する……。

こうして予想が的中するか外れるか、あれこれと考え、結果によって一喜一憂することで、脳が大いに刺激されて老化防止に一役買ってくれます。

もちろん、大損をして財産を失ってしまったり、依存症になったりしては本末転倒。「ここまでなら損をしても大丈夫」という限界はつくっておきましょう。

歯みがきとフロス or 歯みがきだけ

歯周病がアルツハイマー病を悪化させる

私たちは、口の中を毎日お掃除するのが習慣になっていますが、認知症との関連について考えたことありますか？

成人の口の中には300～700種類の細菌がすんでいるといわれています。

通常、こうした細菌や汚れは唾液によって自然に洗い流されてしまいますが、歯みがきが不十分だったり、高齢になって唾液の量が減ったりすると、歯垢（プラーク）が歯の表面にこびりつきやすくなります。

実は、この歯垢が厄介者。**歯垢1㎎の中には10億個の細菌がいる**といわれ、むし歯や歯周病の原因になるだけでなく、全身に行き渡ると心臓病や糖尿病など深刻な病気を引き起こす恐れもあります。脳に入り込めば認知症の発症リスクを高めるともいわれ、**歯周病がアルツハイマー病を悪化させるという研究報告もあります。**

これらのリスクを未然に防ぐには、日頃から正しい口腔ケアを行い、口の中を清潔に保つことが必要不可欠なわけですが、歯垢は歯と歯の間や、歯茎の間など、歯ブラシの届きにくい場所に付着するため、歯みがきだけでは取り除くことができません。

そこで活躍するのが、デンタルフロス。歯みがきをした後にデンタルフロスを使うと、歯垢の除去率が約30％もアップするというデータもあります。持ち手がついているホルダータイプと、必要な長さを切り取る糸巻きタイプがあるので、自分の使いやすいものを選ぶといいでしょう。

徹夜も辞さない夜型 or 徹夜回避の朝型

就寝は午後9時〜11時の間に

私たちの体は、夜になると自然と眠くなって朝になれば目が覚めます。このような生活の自然なサイクルは「体内時計」によって支配されています。

年をとって睡眠時間が減ってきた……、若い頃に比べて早寝早起きになった……、最近眠りが浅くてすぐに起きてしまう……。こうした現象は、年齢とともに変化する体内時計の正常なリズムなので心配はいりません。

しかし、「徹夜をしても明日ゆっくり休めば大丈夫」は、私たちの脳と体に大きな負担を与える危険行為。徹夜ばかりしていると、脳が休むことができずオーバーワークとなり、脳細胞が破壊されて認知機能を低下させる原因にもなりかねません。

実際、**アルツハイマー病の原因であるAベータの量は、起きているときに増えて、睡眠中に減る**というデータもあります。

国立長寿医療研究センターの研究によると、夜ふかしをする75歳以上の高齢者は、認知症発症のリスクが高くなるという結果が発表されています。また、認知症発症と就寝時刻の関係についても、**75歳以上の場合、午後11時以降に寝る高齢者は、午後9時〜11時に寝る人に比べて、認知症の発症リスクが約2倍近くも高い**ことが明らかにされました。

忙しいときでも徹夜せず、夜はしっかり眠ること。そうすれば、翌朝早起きして、すっきりした頭で1日をスタートできます。

老眼鏡に頼る or なるべく裸眼ですごす

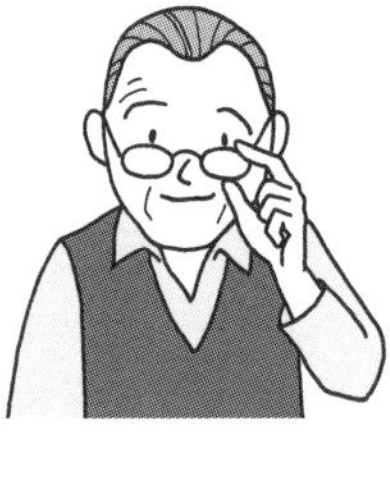

「見えにくさ」は認知機能を低下させる

年をとれば誰でも悩まされる「老眼」。老眼になると近くのものや小さな文字が見えづらくなりますが、これは目の自然な老化現象であり、病気ではありません。

私たちの目の中にはレンズの役割を果たす水晶体があり、遠くのものや近くのものにピントを合わせる重要な働きをしています。しかし、加齢が進むとこの水晶体が硬くなり、ピントをうまく調節できなくなります。これが、老眼のメカニズムです。

症状は40代から始まるといわれますが、「自分はまだ老眼ではない」と認められずに我慢したり、度数の合わない眼鏡をかけ続けたりする人も少なくありません。

しかし、視力の低下は、認知機能を低下させる可能性があります。

脳は五感からさまざまな情報を得ていますが、そのうちの80％は目から伝わる視覚情報です。そのため、**視力が低下してしまうと、外部から得られる情報が極端に減って、認知機能が衰える**と考えられています。

奈良県立医科大学が実施した大規模調査によると、**矯正視力が0・7未満のグループは、視力が良好なグループに比べて、認知症（疑い）の割合が2・6倍も高い**という結果が出たといいます。

これは言い換えると、眼鏡やコンタクトレンズなどでよく見えるように視力を矯正すれば、認知症になるリスクを低減できるということです。

最近、近くのものが見えにくいな……と感じたら、迷わず老眼鏡を手にしましょう。

ウォーキング or 社交ダンス

3つの効果がある社交ダンス

認知症予防に適度な運動をすること、なかでも有酸素運動が効果的であることは科学的に明らかになってきています。その代表ともいえるのが、ウォーキング。高齢の方でも手軽に始められる運動なので、実践されている人は多いと思います。

しかし、それ以上に認知症予防に効果があるのが、社交ダンスです。

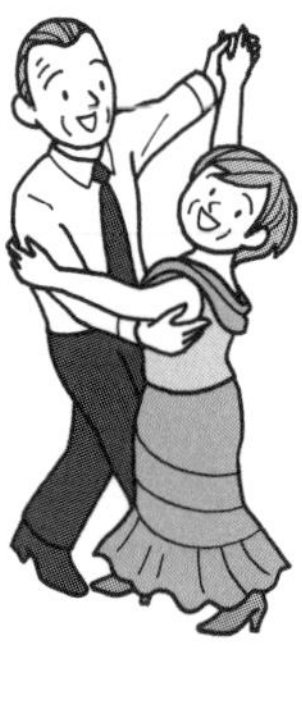

ウォーキングとの違いは何か？

それは、**音楽を聴きながらであることと、誰かと一緒に体を動かしていることで**す。この2つの違いは認知機能に大きな影響を与えます。

まず音楽。**音楽は認知症の非薬物療法のひとつとして、すでに医療現場で活用されています。**音楽を聴いたり、歌ったり、音に合わせて体を動かしたりすると、脳のあらゆる部位が活性化して認知症予防に効果があることがわかっています。

そして、誰かと一緒であること。誰かとコミュニケーションをとることもまた、認知機能の低下を防ぐための大切なキーワード。難しい話をする必要はなく、あいさつを交わしたり、同じ時間を共有したり、一緒に何かをしたりするなど、社会性を維持することが大切です。

ひとりで家にこもって、誰ともコミュニケーションをとらない生活をしていると、あっという間に認知症が進行してしまうことになります。

電話で話す or ビデオ通話で話す

聴覚＋視覚でさらに脳は元気になる

認知症予防にコミュニケーションは大切。とわかってはいるものの、離れている両親とは会う機会が限られてきます。新型コロナのときのように移動を制限されると、近くてもなかなか会えないことも多いでしょう。

そういうときに、電話にするか、テレビ電話やＺＯＯＭなどの画像付きにするか。

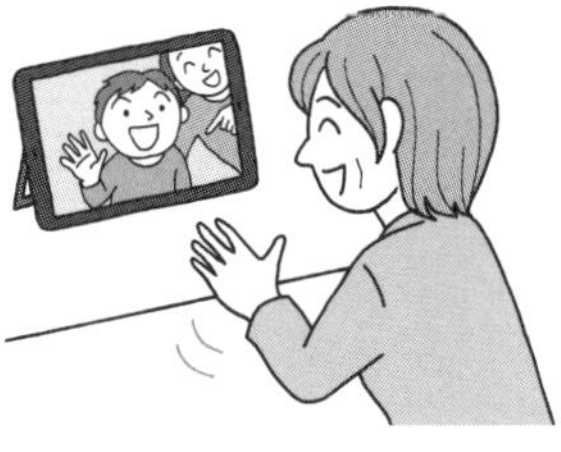

認知機能の低下を抑えるには、画像付きのコミュニケーションです。

老眼鏡のところで話したように、五感から得る情報の80％は視覚から得る情報です。聴覚だけを使っての電話より、視覚も使った画像付きのほうが圧倒的に脳を働かせることになります。

もちろん、電話をかけるだけでも、かけてもらったほうはうれしいものですが、相手がスマホやパソコンを使える環境なら、たまにはオンラインで顔を見ながら話すほうが、認知症予防の観点からいえば理想の選択です。

新型コロナの影響で開かれないことが多くなった認知症カフェにも、オンラインタイプが誕生したといいます。対面できないのはマイナスですが、相手の顔を見ながらコミュニケーションをとるだけでも、認知機能の低下を抑えることができます。

ちなみに、読書のときは、黙読より、音読がより認知機能が高まります。というのは、音読しているときは、脳は視覚で認識した文字の意味を理解し、発声した言葉を聴覚で認識するという複雑な作業を行っているからです。

お風呂派 or シャワー派

体温が上がるとAベータの蓄積が抑制される

お風呂は熱いのが好きですか、ぬるいのが好きですか?

健康によいとされているのは、ぬるめのお湯で半身浴ですが、アルツハイマー病の予防に効果があるのは熱めのお風呂。

その理由は、Aベータがくっついてかたまらないように働く「分子シャペロン」

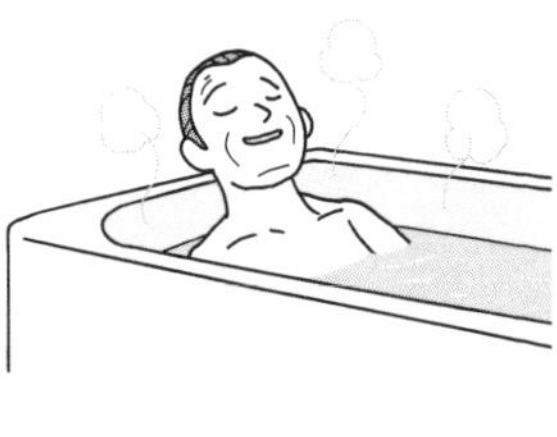

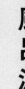

が、**熱の刺激によって増える**ことがわかってきたからです。

分子シャペロンには、細胞にとって有害なたんぱく質が凝集（くっついてかたまろうとする）を抑制する働きがあるとされています。

その分子シャペロンのひとつである「ＨＳＰ（ヒートショックプロテイン／熱ショックたんぱく質）」が、理化学研究所のマウスを使った実験によって、Ａベータの蓄積を抑制し、低毒化することがわかってきたのです。

ＨＳＰを増やすには、体温を上げること。

ただし、シャワーでは効果なし。40～42度の湯船に10分程度浸かることで体温が上がるとされています。

もちろんぬるめのお風呂にも、さまざまなところでいわれているように効果があるのは間違いありません。副交感神経が優位になってリラックス効果が得られます。熱めにするか、ぬるめにするか、その日の気分で決めるのもいいかもしれません。いずれにしてもシャワーだけですませないことです。

ドラマは録画して「一気見」
or
ドラマはリアルタイムで毎週見る

長時間のテレビ視聴は危険

チャンネル登録しておけば全番組を録画してくれる機器や、インターネット環境があればいつでもどこでも視聴できる動画配信サービスなど、テレビ番組を視聴するスタイルもずいぶん変わってきました。

気になるドラマも全話をあとからまとめて見る人もいれば、いつもの時間に毎週欠かさず見る人もいるでしょう。**認知症の予防にいいのは、毎週欠かさず見る視聴スタイル**です。

なぜなら、先週やこれまでのストーリーを思い出しながら見ることで脳が活性化するからです。見終わった後に、来週の展開予想をあれこれ考えると、さらに脳が刺激されます。まとめて見る視聴スタイルは、この思い出したり、考えたりする過程がなくなるため、その分、脳への刺激が少なくなるのです。

ただし、**テレビが面白いからといって長時間の視聴は危険**です。全国視聴率調査によると、70代は20代と比べると、1日に約3～4倍もテレビを見ています。男性が6時間、女性が5・31時間。起きている時間の半分くらいをテレビ視聴に費やしていることになります。

流れてくる映像をただ眺めているだけの状態になると、脳は積極的に考えることをしなくなるといいます。また、長時間体を動かさない状態が続くことも、脳にとってはよくない習慣になります。

第5章

専門医がオススメ！お家でできるエクササイズ

7つの脳活エクササイズ

第5章では、MCIで逃げ切る方法として「脳を元気にするエクササイズ」を紹介します。脳を元気にするには、脳に悪い習慣や食生活を改めるだけでなく、**脳をよく使い、脳に刺激を与える**ことも大切です。

エクササイズは、以下の7通り。

①週一×7・5メッツ運動（166ページ）
②ペアウォーキング（168ページ）
③コグニサイズ（170ページ）
④ながらサイズ（173ページ）
⑤思い出トーク（175ページ）
⑥アニマルセラピー（177ページ）
⑦楽器セラピー（179ページ）

どの方法も難しいものではありません。

好き嫌いはあるでしょうが、7・5メッツ運動に相当する、毎日30分の掃除は誰にでもできるし、ペアウォーキングは夫婦でも、友だちとでも一緒に歩けばいいだけです。自宅から駅まで往復したり、近くの公園を散歩したりするだけで、十分に脳を元気にすることができます。

コグニサイズは体を動かしながら頭を使うトレーニング、ながらサイズは、音楽を聴きながら料理をつくるといった2つのことを同時にするトレーニング。どちらもトレーニングというほどのものではありません。

それから昔話をしたり、動物と触れ合ったり、楽器を鳴らしてみたり……。

エクササイズのなかには苦手なものもあるかもしれませんが、**目的はうまくできることではなく、脳を元気にすること**。楽しみながら続けられそうなことを、どれかひとつでも選んで始めてみることです。

基本の「週一×7・5メッツ運動」

脳をよく使うエクササイズとして最初に紹介するのは、運動です。

WHO（世界保健機関）が、認知症リスク低減に向けて発表したガイドライン中で推奨されている運動は、30分以上の運動を週5回。具体的にどれくらいの運動が必要かというと、国際的な活動量の基準であるメッツ（METs）で考えると、「一週間に7・5メッツ」になります。メッツとは運動や身体活動の強度の単位で、安静時を1としたときと比較して何倍のエネルギーを消費するかを示しています。

たとえば掃除は、1時間で2〜3・5メッツです。つまり、30分の掃除を週に5回すれば、もう7メッツになります（掃除を3メッツとした場合）。

特別な運動をしなくても、**最寄りの駅からひとつ手前の駅で降りて歩くとか、エレベーターやエスカレーターよりも階段を使うとか、家事をしっかり行うなど**を心がけることでも、**十分に認知症を予防する運動習慣になる**ということです。

運動と認知症発症の関係については、1990年代からは大規模な研究が進み、さまざまなことが明らかになってきています。

たとえば、九州大学の800名以上の高齢者を17年間追跡したデータによると、運動習慣がない人（運動習慣が週1回未満）の認知症発症率を1として、「週に1回以上」の運動習慣がある人を比較した場合、後者では40％ほどアルツハイマー病のリスクが低くなることがわかりました。

先ほどのメッツの話でわかるように、日常動作も加えた1日の活動量によって認知症発症率に違いが出てくることもわかってきています。

700名以上の高齢者について、**1日の総活動量が多い人、少ない人の認知症発症率を5年間追跡して比較したところ、その差はおよそ2・3倍**にもなります。

運動不足が認知症のリスクを高める。このことは間違いなさそうです。

誰かと一緒に「ペアウォーキング」

たとえば、70〜80歳の女性の認知機能テストの成績と日頃の運動習慣の関係を調べた研究によると、少なくとも**1週間に90分（1日あたり15分程度を6日間）歩く人は、週に40分未満の人より認知機能がよい**ことがわかっています。

どうして、有酸素運動の中でも手軽に始められるウォーキングに認知機能の低下を抑える効果があるのでしょうか。

マウスを使った動物実験によると、マウスをトレッドミルにのせ、「遅い」「普通」「速い」という3段階でそれぞれ30秒間歩かせたところ、どのスピードでも海馬の血流が増加することがわかりました。

また、マウスに「普通」の速さで30秒間歩かせると、海馬のアセチルコリンの量が増えることもわかりました。しかも、老齢のマウスでも、若いマウスでも同じような結果になりました。

血圧が上がらない程度の軽いウォーキングでも、年齢に関係なく、海馬のアセチルコリンを増やし、血液の流れをよくする効果があるのです。

アセチルコリンとは、脳が正常に機能するためには欠かせない物質で、量が増えると脳の血管を広げ、血液の流れをよくします。逆に少なくなると脳の働きが悪くなります。

実は、アルツハイマー病の薬のひとつは、このアセチルコリンを増やすためのもの。つまり、**ウォーキングには、薬と同じ効果が期待できる**のです。

そんなウォーキング効果をさらに高めてくれるのが、誰かと一緒に歩く「ペアウォーキング」と、歩くコースを毎日変えてみる「散策ウォーキング」。誰かと話しながら歩いたり、新しい景色を眺めて歩いたりするだけで、有酸素運動で得られる以上に脳を活性化することができます。

お家でできる「コグニサイズ」

ウォーキング以外に、自宅でできる運動としておすすめなのが、「コグニサイズ」です。コグニサイズとは、国立長寿医療研究センターが開発した、**認知（コグニション）トレーニングと、簡単な動きのエクササイズを組み合わせたプログラム**です。

たとえば、「コグニステップ」は左右にステップを踏みながら、3の倍数で手を叩きます。簡単そうに思いますが、意外と難しいものです。でも、コグニサイズはそれでいいのです。簡単にできるということは脳への負担が少ないということですから、簡単なら課題の内容を変える必要があります。たとえば、コグニステップなら、3の倍数に加えて、5の倍数でも手を叩くようにしたり、左右の動きだけでなく、前後の動きも入れたりなど、少し難易度を上げていきます。

認知トレーニングとエクササイズを組み合わせたプログラムをいくつか紹介するので、チャレンジしてみてはいかがでしょうか。

■ お家でできるコグニサイズ① コグニステップ

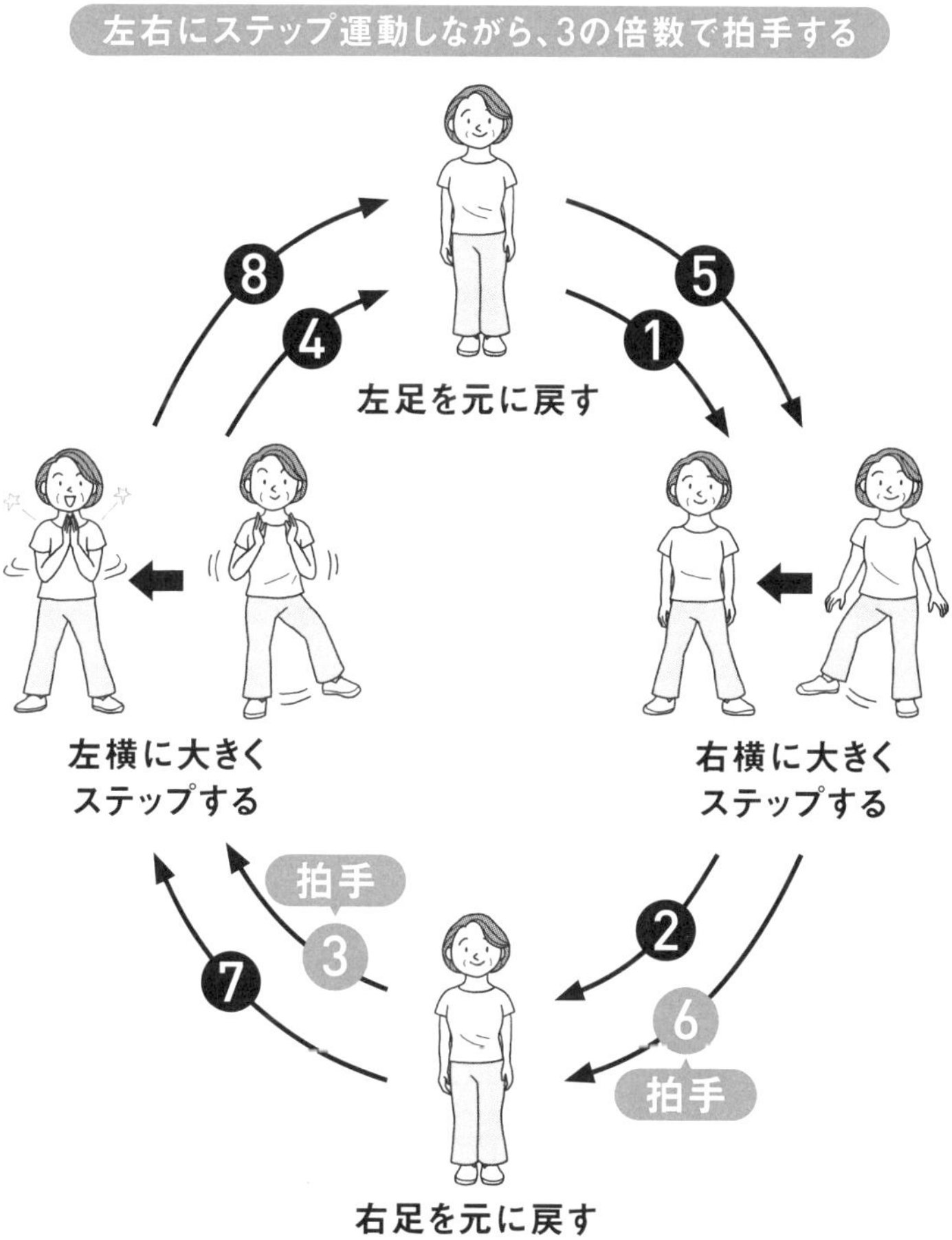

（出典）国立長寿医療研究センター

■ お家でできるコグニサイズ② エルゴメーター＋認知課題

エルゴメーターなどの固定したエクササイズ器具を利用しながら、頭を使う

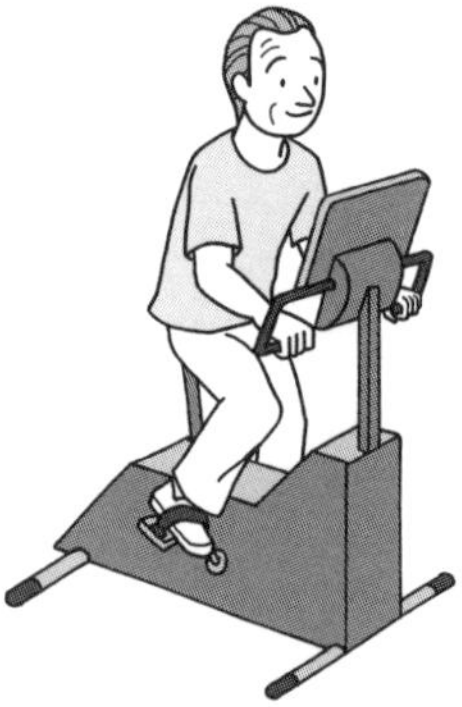

固定型機器

イスまたは自転車エルゴメーター
運動負荷：目標心拍の60％くらいまで

✕

認知課題

・九九・しりとり・語想起

くご(9×5) 45

りんご→ごりら→……

「み」のつく4文字言葉は？

■ お家でできるコグニサイズ③ バランスボール＋認知課題

バランスボールなどの不安定な座面でボール渡しをしながら、頭を使う

固定型機器

バランスボール
運動負荷：目標心拍の70％くらいまで

✕

認知課題

・九九・しりとり・語想起

くご(9×5) 45

りんご→ごりら→……

「み」のつく4文字言葉は？

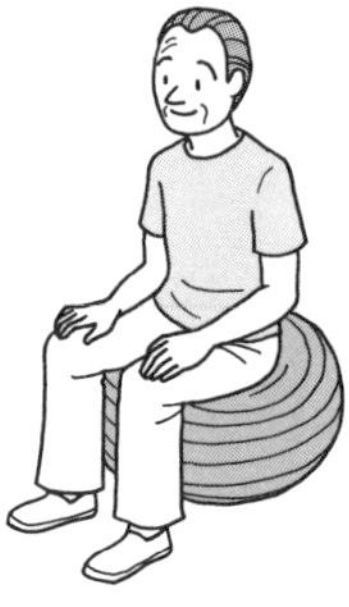

生活のついでにできる「ながらサイズ」

一度に2つ以上のことを同時に行うことをデュアルタスクといいます。

コグニサイズも、認知トレーニングと体を動かすエクササイズという2つのことを同時に行うプログラムでしたが、日常生活の中でも2つのことを同時に行うことは簡単にできます。

それが、「ながらサイズ」。

たとえば、ながら作業とはこんなことです。

・教育番組を見ながらメモをとる
・音楽を聴きながら料理をつくる
・洗濯物をたたみながら歌を歌う
・声を出しながら本を読む

・掃除機をかけながら詩を暗唱する……

2つのことが同時にできなくなると、テレビに集中し過ぎてメモがとれなかったり、音楽に夢中になって鍋からお湯が噴き出ていたり、歌っている自分が気持ちよくなって洗濯物をたたむ手が止まっていたりといった状態になります。

やってみるとわかりますが、意外とどちらかがおろそかになるものです。

デュアルタスクは、簡単にできる脳トレです。

たとえば教育番組を見ながらメモをとる場合、テレビで教育番組を見るという行為は、脳にある視覚や聴覚にかかわる部分を活性化するし、メモをとるという行為は手を動かす部分に加えて、どう書こうかという思考が働き脳の前頭葉の部分を活性化させます。

日常のちょっとしたことを「ながら〇〇」にするだけのデュアルタスクには、脳のさまざまな部分を活性化させる効果があるといわれています。

脳の血流を増やす「思い出トーク」

思い出を語るだけでも、脳は元気になります。これは、「回想法」という認知症の非薬物療法のひとつでもあります。

認知機能が低下してきて最近のことは忘れやすくなっても、若い頃や幼い頃の記憶はしっかり残っています。そこで、昔の懐かしい写真や道具を見ながら、また音楽を聴きながら、昔のことを思い出す。それだけで心が落ち着いてくるし、なかには自信を取り戻して、表情が明るくなる人もいます。

回想法には、聞き役がいることも大切なポイントです。本人が語ることに耳を傾けてもらえるだけで、満足感や自己肯定感を持つことができます。また、言葉にして語ることでも脳が刺激されます。

国立長寿医療研究センターの研究チームが回想法を実践している高齢者の脳を調べ

たところ、脳の血流が増えることが確認できたそうです。

回想法のやり方は簡単です。本人が若い頃に使っていたものや写真などを用意して、その思い出話に耳を傾けるだけ。**注意することは、本人の思い出話を否定したり、訂正したりしないこと**です。

回想法の目的は、過去のことを正確に思い出すことではありません。年号や事実が間違っていたとしても、以前聞いたときと内容が変わっていたとしても、そのまま話を聞き続けるようにしましょう。

回想法は、本人のペースで話してもらうことが大事です。

そして、**最後は心地よく終わる**ようにしましょう。思い出話には、苦しかったことやつらかったことが出てくるときもあります。苦しいまま、つらいまま話が終わると日常生活にまで引きずる可能性があるので、最後は明るい気持ちで終われる話や希望のある話になるように誘導してあげるようにしましょう。

ここだけは、聞き手に少し工夫が求められます。

認知機能を向上させる「アニマルセラピー」

動物と触れ合うことでも脳は元気になります。

非薬物療法として用いられる「アニマルセラピー」は、ストレスの緩和、精神的な落ち着きなどの癒しの効果や活動性の向上を促す効果があるといわれています。

認知機能が低下してコミュニケーションが難しいという方でも、犬や猫などの動物と接すると表情が柔らかくなることがあります。人によっては、動物の世話をすることで生きる活力につながる方もいます。

昔、犬を飼っていたという方は、その頃を思い出すきっかけにもなるでしょう。

ふだんほとんど自発的に動かなくなっている人でも、動物に興味を持って積極的になでる、触る、抱く、声をかけるなどの行動が促されることで、意欲や活動性の向上、さらには身体機能の向上も期待できます。

認知高齢者に対してアニマルセラピーを実施した群と実施していない群とを比べた研究によると、アニマルセラピーを実施したほうは、精神的にストレスがあると上昇する唾液アミラーゼ活性値が下がったといいます。

また、うつ状態を調べるテストでは、アニマルセラピーを実施した群は、うつ状態の割合が少なかったそうです。

活動性を測るテストでも、アニマルセラピーを実施したほうは活動性が高くなり、笑顔や会話、活動量が増えたといいます。


ただし、動物が好きな人や、以前動物を飼っていた経験がある人には効果的な方法になりますが、動物が嫌いな人や、動物とのトラウマがある人には逆効果になるので注意しましょう。

それから、病気で免疫力が低下している人やアレルギーのある人の場合は、事前にかかりつけの医者に相談してから行うようにしましょう。

鳴らすだけ「楽器セラピー」

音楽を聴いたり歌ったりすることも、脳の活性化や心身を安定させることに効果がありますが、最近は、歌うだけでなく、楽器の演奏も認知症予防に効果的だということが医学的に実証されつつあります。

京都大学は2020年12月24日、**高齢者が新たに楽器の練習に取り組むことで、認知機能が向上**し、脳活動に変化が見られることを確認したと発表しました。

研究では、楽器を習ったことがない平均年齢73歳の健常高齢者66人を、鍵盤ハーモニカのグループレッスンを受ける群と受けない群に分け、4カ月後にどのような違いがあるかを調べました。

その結果、鍵盤ハーモニカの訓練を受けた群は、楽器の演奏に直接関係しない言語記憶が向上していることが示唆されたのです。また、簡単な課題をしているときの脳活動を機能的磁気共鳴画像法で測定したところ、より少ない脳活動で同じ成績を出せるようになっており、神経処理の効率化が生じていることがわかりました。

歌うことはできても、楽器演奏は少しハードルが高いように思いますが、次のような研究報告もあります。

国内で実施された、楽器経験がほとんどない65～84歳の男女50名を対象にした調査で、鍵盤ハーモニカのレッスンを週1回、1日平均30分の自主練習を3カ月続けてもらい、記憶力を測るテストをしたところ、「楽器の練習をしたグループは、練習をしなかったグループと比べ、高い記憶力をマークした」そうです。

要するに、絵を描くのと同じように、うまくできるかどうかではなく、楽器を演奏するという行為が認知機能の低下を防ぐことになるのです。まずは、音を出すだけでもいいのでチャレンジしてみましょう。

この章で紹介した方法は、すべて簡単に実践できます。ＭＣＩで逃げ切るために、ＭＣＩにならないために、ひとつでも生活スタイルに加えることをおすすめします。

第6章

最新研究でわかった！科学的に正しい脳を守る食事法

認知症を「食」で予防する

第6章は、「食」で認知機能の低下を抑え、MCIで逃げ切る作戦です。

食事と認知症の関連はさまざまな国や学会、研究機関で研究が進められ、予防に効果的な食事について続々と報告されています。

この後で詳しく紹介しますが、たとえば次のような報告です。

・地中海食でアルツハイマー病のリスクが半減
・「マインド食」を実践した人はアルツハイマー病のリスクが53%低い
・魚油を積極的に摂取した人は脳の萎縮の度合いが小さい
・ポリフェノールの一種「ロスマリン酸」が脳にゴミがたまるのを防ぐ

など

本章では、これらの脳にいい食事、栄養素について解説していきます。そもそも食事は認知症に限らず身体中の健康に深く関わっているものです。そんなに難しいことではなく、日々ちょっと意識すれば取り入れられるので、知っているのと知らないのとでは大違い。ぜひ自分に合ったものを今日からでも実践してみてください。

予防効果の高い3つの食事法とは

認知症にならないための食生活の基本ルールは次の４つです。

①バランスのよい食事を心がける
②糖質を控える
③抗酸化物資を積極的に摂る
④塩分を控える

ごく普通で、ガッカリしたでしょうか？　健康診断などでよく言われることと変わりませんよね。

でもこれが「認知症が糖尿病である」ことの証明でもあります。だから、生活習慣病を予防する食生活を実践すると、認知症は防ぐことができるのです。

とはいえ、単に「健康的な食事をしましょう」と言われても、どうすればいいのかわからないと思います。ここからはより認知症の予防効果に注目して、具体的な食事法を紹介します。

【和食】

4つのルールを踏まえてまずおすすめしたいのが、やはり和食です。

認知症予防に限らず、**健康的な食生活の基本は、三大栄養素であるたんぱく質、脂質、炭水化物はもちろんのこと、ビタミン、ミネラルなどをバランスよく摂る**ことです。その食べ方の基本となるのは、和食の「一汁三菜」です。

ごはんと汁物と3つのおかず。和食は大豆製品や魚、野菜など、体によいとされる食材をふんだんに使ったメニューが多く、必要な栄養素を一度に効率よく摂ることができます。

65歳以上の高齢者1万4402人を約6年間追跡した東北大学の研究では、**日本食をよく食べる人のほうが認知症の発症リスクが20%低い**ことが明らかになっています。この研究では対象者の食事を「日本食」「動物性食品」「高乳製品」の3パターンに分類しています。日本食の特徴は野菜や果物、豆類といった植物性食品が多く、また新鮮な魚介類をよく食べること、とされています。

【地中海食】

ギリシャやイタリアなどの地中海沿岸の国々で伝統的に食べられてきたオリーブオイルや魚介類などを多く使った食事スタイルです。まったく馴染みがないという人も多いと思いますが、地中海食の内容は、和食と似通っている部分もあります。

地中海食を簡単に説明すると、次のような食生活です。

・毎日食べるもの
野菜、オリーブオイル、フルーツ、豆、ナッツ、ハーブ、スパイスなど
・週に数回食べるもの
卵、魚、鶏肉、チーズ、ヨーグルトなど
・月に数回食べるもの
牛肉、豚肉、お菓子など
・適度に飲む
ワイン

地中海食によって認知症のリスクが下がるという研究結果は数多く、たとえばアメリカの研究では、**アルツハイマー病の発症リスクが半減したという報告もあります。**特にオリーブオイルによる予防効果が注目されています。オリーブオイルについてはこの章でも詳しく後述します。

【マインド食】

2015年、アメリカのラッシュ大学医療センターの研究で、アルツハイマー病を予防する食事法として「マインド食」というものが発表されています。

これは、先ほど紹介した**地中海食と、高血圧予防によいとされる「DASH（ダッシュ）食」を組み合わせた食事**です。

マインド食における「積極的に摂ったほうがいい食材」と「控えたほうがいい食材」は次の通りです。

○積極的に摂ったほうがいい10の食材

緑黄色野菜（週6日以上）、その他の野菜（1日1回以上）、ナッツ類（週5回以上）、ベリー類（週2回以上）、豆類（週3回以上）、全粒穀物（1日に3回以上）、魚（なるべく多く）、鶏肉（週2回以上）、オリーブオイル（優先して使う）、ワイン（1日グラス1杯まで）

○控えたほうがいい5つの食材

赤身の肉（週4回以下）、バター（なるべく少なく）、チーズ（週1回以下）、お菓子（週5回以下）、ファストフード（週1回以下）

約900人の高齢者を平均5年間追跡した結果、**これら全15項目のうち9項目以上を達成（いいものはよく食べ、控えるものは食べない）できていた人は、5項目以下だった人たちに比べアルツハイマー病の発症が53％も低いという結果が出ました。**

地中海食もマインド食も、あくまでも海外の人を対象にしたものなので、日本人にどれだけ効果があるのかは研究が進められているところです。

日本人なら、まずは和食の基本、「一汁三菜」から始めるほうがいいかもしれません。もちろん、食材を選ぶときは、第2章で紹介したように「糖質制限」と「抗酸化食品」を意識するようにしましょう。

ただし、日本人の食生活は塩分摂取量が多めなので、減塩を心がけることです。塩分の取り過ぎは高血圧につながり、やがて脳の血管を傷つけ、脳血管性認知症を引き起こす脳梗塞を発症する可能性があります。

気をつけたい糖化とコレステロール

認知症を予防するうえで特に気をつけたいのが、「糖化」と「コレステロール」です。

【糖化】

糖化は、食事などから摂った余分な糖質が体内のたんぱく質などと結びついて、血管や組織を傷つける悪玉物質に変化して老化を促進する現象です。

その物質が、ＡＧＥ（終末糖化産物）です。ＡＧＥによって体内の老化が進むと、糖尿病を悪化させるだけでなく、心筋梗塞やアルツハイマー病なども起こしやすくなります。

糖化を防ぐ方法としては、**血糖値を急激に上昇させる砂糖や白く精製された白米や白いパンなどの炭水化物をできるだけ避けること**です。また、糖化している食物もできるだけ避けるようにしましょう。糖化しているものとは、焦げたもの。焼き料理は食欲をそそりますが、焦げた部分は控えるようにすることです。

【コレステロール】

コレステロールに関しては、**高い人は正常な人より2倍、アルツハイマー病になりやすい**という報告があります。また、コレステロール降下剤を飲んでいる人は、飲んでいない人より、アルツハイマー病の発症頻度が低いという調査結果もあります。

ただし、高齢者の場合は、たんぱく質をしっかり摂る必要があるので、極端にコレステロールを下げる必要はなさそうです。肉ではなく、魚を摂る頻度を多めにするという意識で十分かもしれません。

コレステロールで気をつけるのは、動脈硬化を引き起こすＬＤＬコレステロール（いわゆる悪玉コレステロール）の蓄積です。ショートニングやマーガリンなどのトランス脂肪酸の摂取は極力避けること。

特にファストフードや市販のお惣菜、菓子類、菓子パンなどが食事の中心になるとトランス脂肪酸の摂取量が増えるので、過剰摂取は控えましょう。

認知症を予防する5つの食材

ここまでの話を踏まえて、認知症予防のために積極的に摂ったほうがいいといわれる食材をまとめると、以下の5つになります。

①青魚
②野菜や果物
③大豆製品
④オリーブオイル
⑤コーヒー・緑茶

①青魚

サンマ、アジ、イワシ、サバなどの青魚には、DHA（ドコサヘキサエン酸）やEPA（エイコサペンタエン酸）といった不飽和脂肪酸のひとつであるオメガ3脂肪酸が多く含まれています。

不飽和脂肪酸には、Aベータやタウがたまるのを防ぐ役割があり、血栓ができたり動脈硬化になったりするのを予防する働きがあります。

アメリカのニューイングランド地方にある『ロードアイランド病院』の医師らの調査によると、魚油を積極的に摂取していた人は、そうでない人よりも脳の萎縮の度合いが小さかったといいます。

②野菜や果物

バランスのよい食事には、野菜や果物は必要不可欠です。

特に、緑黄色野菜であるアスパラガス・にんじん・かぼちゃ・ほうれん草などは、抗酸化作用のあるビタミンCやビタミンEが豊富です。日本生活習慣病予防協会によると、ビタミンCやEなどの抗酸化作用をもつビタミンが認知症予防に効果的との研究結果が出されました。

これらのビタミンが血中で濃度が高い場合、低い場合を1としたとき、認知症の発

症リスクが0・1倍にまで減少するとのデータが出ています。

アメリカの『ジョンズホプキンス大学公衆衛生学大学院』の研究によると、アルツハイマー病を発症していない人は、ビタミンC群とE群の栄養補助剤を一緒に飲んでいることがわかりました。

ビタミンCには、体内の免疫力や抵抗力を高めたり、血中コレステロール値を下げたり、鉄分の吸収を助けたりする作用があります。また、ビタミンEには、抗酸化作用があり、ビタミンCと一緒に摂ることでさらにその効果が高まるといわれています。

野菜や果物にはビタミンC、Eだけでなく**抗酸化作用のあるポリフェノール、ベータカロテン、リコピン**などが豊富に含まれています。

③大豆

豆腐やみそ、納豆、おから、豆乳などの大豆製品には、大豆レシチンが多く含まれています。**大豆レシチンは神経伝達物質を生み出す**成分といわれ、神経伝達物質が不足すると記憶力の低下をもたらすといわれています。

また、**大豆類に含まれる大豆サポニンには、コレステロールを低下させ、高血圧や動脈硬化、がんを予防する効果がある**といわれています。高血圧や動脈硬化、高脂血症は認知症の一因ともいわれるため、その予防に大豆製品は有効といえるでしょう。

④オリーブオイル

地中海食でよく使われるオリーブオイルには、オレイン酸という不飽和脂肪酸が含まれています。オレイン酸は、血中のコレステロールや中性脂肪をコントロールする効果があり、血栓症の予防が期待されます。動脈硬化や脳梗塞のリスクを低下すると、アルツハイマー病や脳血管性認知症のリスク回避につながります。

オリーブオイルと認知症の関連については、アメリカのテンプル大学の研究チームが成果を報告しています。同研究チームでは、アルツハイマー病の遺伝子が組み込まれているマウスに、エキストラバージンオリーブオイルを多く含むエサを与える実験を行いました。そして認知機能の変化を調べたところ、**オリーブオイルを与えていな**

いマウスと比べて認知機能が高いことがわかったといいます。

また、アルツハイマー病の原因と考えられる脳のゴミも少ないことがわかりました。

⑤コーヒー・緑茶

コーヒーや緑茶に含まれているカフェインには利尿作用があり、血液中に不要となったたんぱく質の排出を促すとされています。血流がよくなることから、脳内の神経伝達を円滑にし、認知機能の低下を防ぐ効果が期待できます。

カフェインの認知症予防についての研究は世界各国で行われています。

たとえば『オランダ国立公衆衛生環境研究所』の研究によると、コーヒーを1日3杯飲む高齢者の認知機能の低下が最も小さく、逆にコーヒーを飲まないという高齢者の中には認知機能の著しい低下が見られる人が多かったといいます。

日本においても、東北大学の研究で、緑茶を1日2杯以上飲むことが認知機能の維持に効果的だということも判明しています。

ただし、カフェインの摂り過ぎは睡眠に影響が出る恐れがあるので要注意です。

認知症を食から予防する最終兵器、サプリメント

認知症予防に効果がある成分は、基本的には毎日の食事で摂るのが理想です。

しかし、必要な栄養素をすべて摂るのはなかなか難しいものがあります。栄養素の中には、予防に効果があるといわれる量を摂るには、かなりの量を食べる必要があります。若い頃より食が細くなる高齢者は、脳にいいのはわかっていても食べられないということもあるでしょう。

また、認知症の予防効果があると科学的に証明された成分の中には、食材探しにひと苦労するものもあります。

そこで、活用したいのが栄養補助食品であるサプリメントです。

すでに認知機能の低下を抑えたり、改善したりする可能性があるという成分についての研究は数多くあります。先ほど推奨した食材に含まれていた不飽和脂肪酸やビタ

ミン類だけでなく、イチョウや朝鮮人参などの成分も効果があることがわかってきています。

まずサプリメントの位置づけを確認しておくことしましょう。

サプリメントは薬のようなイメージを持たれている方が多いと思いますが、分類的には、「医薬品」ではなく、「食品」です。もちろん、健康補助食品といわれるくらいですから、多くのサプリメントに健康に寄与する成分が含まれています。

食品はさらに「保健機能食品」と「一般食品」に分類され、保健機能食品の中には、「特定保健用食品」（いわゆるトクホ）「栄養機能食品」「機能性表示食品」があります。

サプリメントは、保健機能食品か、一般食品のいずれか。

先ほど紹介したような脳を元気にする成分が含まれているかどうか確認してから利用するようにしましょう。

脳細胞を酸化ストレスから守るポリフェノール

認知症に関連するサプリメントとしてもっとも研究を進められている成分が、ポリフェノールです。

ポリフェノールは、ほとんどの植物に存在する苦味や色素の成分で、自然界に5000種類以上あるといわれています。そして、子孫を残すための種子や紫外線による酸化ダメージから守る必要がある葉に多く含まれているといいます。

ポリフェノールは抗酸化作用が強く、活性酸素などの有害物質を無害な物質に変える作用があり、動脈硬化など生活習慣病の予防に役立つことでよく知られています。

また、水に溶けやすい性質があるため、体内に摂ってから比較的短時間で作用するというメリットがあります。

どうして、それほどの力が植物にあるのかというと、太陽の下にさらされながら生きていくためには、紫外線を吸収して防御したり、紫外線によって発生する活性酸素を消去したりする力が必要だったからです。

その役割を担っているのが、ポリフェノールなのです。

ポリフェノールは、「フェノール性水酸基を2個以上持つ化合物の総称」と定義され、なかでもフラボノイド類は、植物の葉、花、果実、茎、根などのほとんどの部位に存在し、これまでに約8000種類以上の成分が報告されています。

代表的なポリフェノールとしては、ブルーベリーのアントシアニン、緑茶のカテキン、大豆のイソフラボン、玉ねぎのケルセチン、チョコレートのカカオポリフェノール、生姜のショウガオール、イチョウの葉のケンフェロール、ブドウの皮に含まれるレスベラトロールなどがあります。

■ ポリフェノールの種類

ポリフェノール	フラボノイド系	カテキン類	緑茶、カカオ
		イソフラボン	大豆、大豆食品
		ケルセチン	たまねぎ、りんご
		ケンフェロール	にら、ブロッコリー
		ヘスペリジン	レモン、みかん
		ルチン	そば、いちじく
		アントシアニン	ブルーベリー、カシス、黒豆
	非フラボノイド系	エラグ酸	いちご、ザクロ
		クロロゲン酸	コーヒー豆、ごぼう
		カカオマスポリフェノール	チョコレート
		クルクミン	うこん
		クマリン	パセリ、にんじん
		リグナン	ごま
		フェルラ酸	玄米
		ロスマリン酸	スペアミント、ローズマリー、シソ

インドではアルツハイマー病の発症率が低い!?

ポリフェノールの認知症予防効果について、おもしろいデータを紹介しましょう。インドはアルツハイマー病の発症率が低いというデータがあります。その理由は、カレーを食べることではないか、と考えられているのです。

カレーのターメリックには「クルクミン」というポリフェノールが入っています。クルクミンは、現在、アルツハイマー病に対する働きが研究されているウコン（ターメリック）の主成分。ターメリックには、記憶力の低下を遅らせる作用があり、強力な消炎作用と抗酸化作用があることがわかっています。

また、ターメリックにはAベータの蓄積を減らして老人斑の形成を防ぎ、分解を促す作用があります。ビタミンDと一緒に摂ると、さらにAベータを減らすことに役立つといわれています。

実際、マウスを使った動物実験でも、脳内に蓄積されていた老人斑が減少することが確認されています。また、試験管レベルでも、**クルクミンがAベータの凝集を防ぐ**ことも確認されています。

ただし、日本人の一般的な食生活で、認知症予防に必要とされる量のターメリックを摂るのはたいへんです。

なぜなら、朝昼晩3食、ほぼ毎日カレーを食べ続けなければならないからです。

しかも、日本で市販されているカレー粉に含まれているターメリックの量は少なめなので、食事だけで必要量を摂るのはなかなか現実的ではありません。

そういう意味では、ターメリックを摂るなら、クルクミンを成分としたサプリメントを活用するのが有効といえるでしょう。

Aベータ、タウの凝集を抑制する「ロスマリン酸」

ターメリック以上に期待されているポリフェノールが、**「ロスマリン酸」**です。

ロスマリン酸は、ローズマリーやレモンバーム、シソ、スペアミントなどのシソ科ハーブ類の植物に多く含まれている成分です。

ロスマリン酸は試験管レベルで、すでにアルツハイマー病やレビー小体型認知症の原因のひとつである**Aベータやαシヌクレインといったたんぱく質のアミロイド線維化（くっついてかたまりになる）を抑制し、分解してくれる**ことがわかっています。また、アルツハイマー病のモデル動物を用いた実験でも、ロスマリン酸を摂取することで、マウスの**脳内のシミ（老人斑）が減ることが確認されています。**

ロスマリン酸に関する実験を紹介すると次のようなものになります。

ロスマリン酸をはじめとする全１３４種類の食品成分や抽出物を集め、Aベータやαシヌクレインが凝集するのをいかに抑えるのか、特殊な装置を使い反応を見て、それぞれの素材の凝集抑制作用をチェックしました。

さまざまな素材の中で、**特にロスマリン酸を含むスペアミント抽出物がAベータやαシヌクレインの凝集を強く抑える**ことがわかりました。何も加えなければAベータやαシヌクレインはアミロイド線維化しますが、スペアミント抽出物を試験管に加えるとアミロイド線維化を強く抑えます。

そしてスペアミント抽出物の量を2倍、5倍と増やすと、アミロイド線維が形成されなくなります。つまり、スペアミントのように**ロスマリン酸を含むハーブをしっかり摂れば、認知症を予防できる可能性がある**ということです。

形成されてしまったアミロイド線維、要するに老人斑に対してはどうでしょうか。アミロイド線維が形成された途中でロスマリン酸を添加すると、すでに形成されたアミロイド線維がだんだんと減少していきました。電子顕微鏡で見ても、Aベータ、αシヌクレイン、どちらもアミロイド線維がなくなっています。

つまり、**一度できたアミロイド線維であっても、ロスマリン酸を加えれば分解できる**ということです。

■ ロスマリン酸で認知機能が改善した

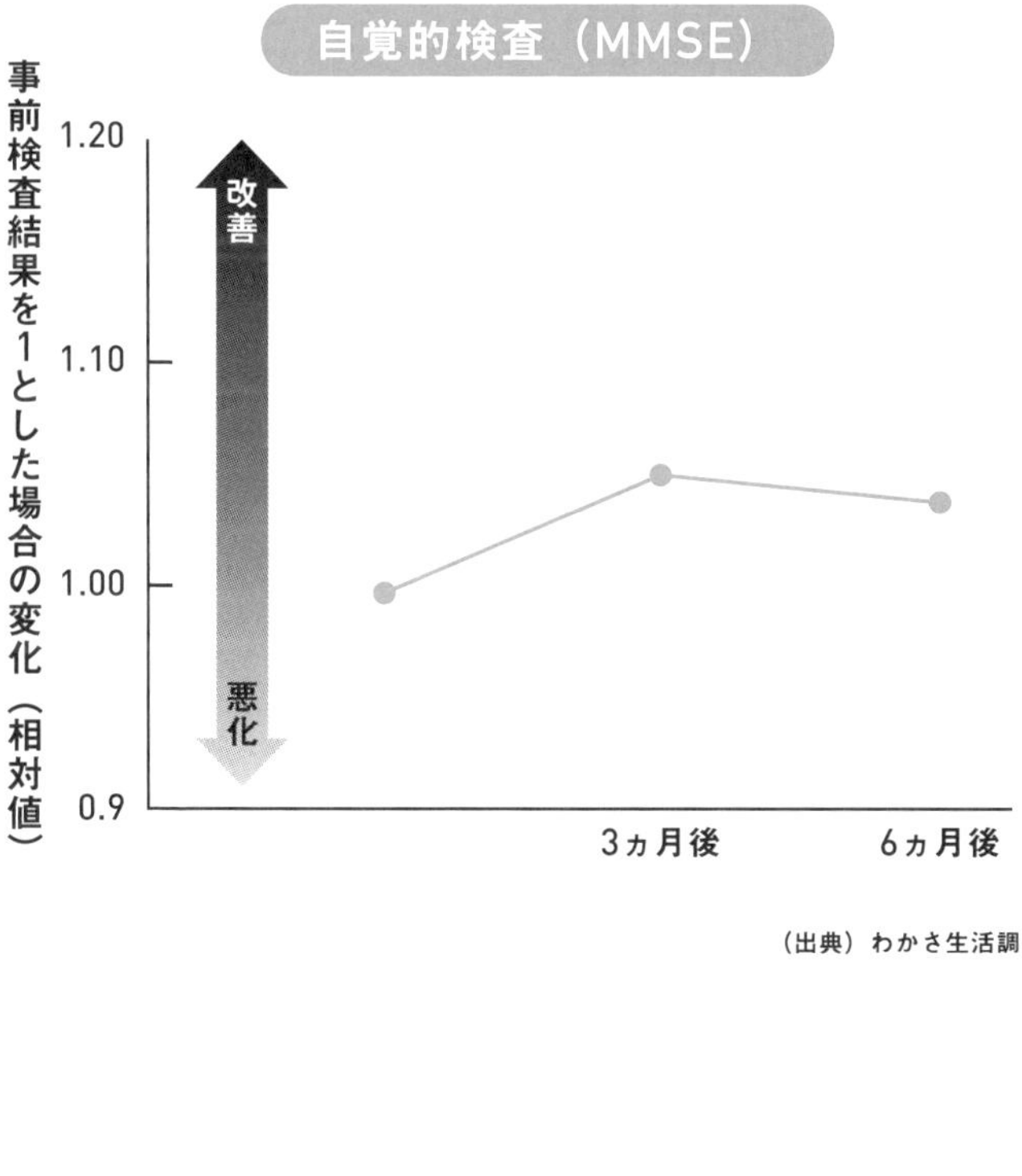

（出典）わかさ生活調べ

さらに、アルツハイマー型認知症のもうひとつの原因たんぱく質「タウ」の凝集に対しても調べた結果、ロスマリン酸を含むスペアミント抽出物を加えることで凝集が減りました。

これらのことから、ロスマリン酸を含むスペアミントは、認知症を予防する食品として有望ではないかと考えられています。

認知症の予防には、脳内でAベータやαシヌクレインなどのたんぱく質がくっついてかたまりになろうとするのを早くから抑制することが重要です。

そういう意味でも、ロスマリン酸は、認知症を予防できる可能性をもつ成分として期待されているのです。

ただし、クルクミン同様に、ふだんの食事で摂るのはなかなか難しいところがあります。いつもの食事でスペアミント由来のロスマリン酸を大量に摂るのは、現実的ではありません。やはり、ロスマリン酸においても、サプリメントによる摂取が手軽であると思われます。

ロスマリン酸には脳の老化を防ぐ効果もある

ロスマリン酸が期待されているのは、ほかのポリフェノールと同様に**脳を守る効果もあるからです。**しかも、ロスマリン酸は、構造的にさらに抗酸化能力が強いといわれています。

脳は酸化に弱い臓器です。

脳は、その活動性を維持するために膜が柔らかくなくてはいけないため、もともと酸化に弱い構造をしています。

そのうえ脳は、考えるのはもちろんのこと、体を動かしたり、ものを見たり、聞いたり、呼吸したりなど、体の機能すべてを司るために休みなく働き続けることで、体のどの部位より酸素を多く消費します。

人間の脳は体重のわずか2%に過ぎませんが、酸素消費量は体全体の25%。どの部位よりも、細胞を酸化させやすい活性酸素を多く発生しています。それだけ**酸化ストレスを受けやすい**のです。

構造的に酸化されやすいうえに活性酸素を多く発生するのが脳なのですから、加齢に加えて高血圧や糖尿病といった病気、喫煙や大量のアルコール摂取などの生活習慣などでさらに酸化ストレスが増えれば、脳がダメージを受けるのは当たり前です。

しかも、**酸化ストレスは、Aベータやタウといった脳内のゴミを掃除するシステムである「オートファジー」機能も劣化させる**といいます。

オートファジーとは、2016年にノーベル生理学・医学賞を受賞した大隅良典氏がその仕組みを解明したもので、簡単にいうと、細胞の中の余計なものを細胞自体が取り除くシステム。細胞の中の小さな掃除機のようなものです。

酸化ストレスの軽減は、脳の老化を予防するための必須戦略。

その点でも、抗酸化能力が強力なロスマリン酸は期待されています。

第7章

それでも家族が認知症になってしまったら

血縁に認知症がいない人が珍しい時代になる

皆さんは、100歳以上の高齢者が日本に何人いると思いますか。

2020年時点で、前年から9176人増えて8万450人です。プロ野球の読売巨人軍のホームグラウンドである東京ドームは、収容人数5万5000人。超満員どころか、3万人近くがドームの外にあふれることになります。

日本は着実に高齢化社会が進んでいます。

2017年の時点での65歳以上の人口は3515万人でした。総人口に占める割合は27・7%。約4人に1人が65歳以上ということになります。このままの高齢化率が推移すると、**10年後には65歳以上が3人に1人**という計算になります。

居酒屋チェーン店でお客様を迎えるスタッフは高齢者、コンビニエンスストアのレジも高齢者、公共交通機関の半分は優先席になり、イベント会場では迷子になった認知症の方を呼び出す放送が繰り返される。

事件や事故で流れてくる被害者も加害者も高齢者。若い人が加害者として取り上げられるケースが珍しいニュースになる。

そんな時代がすぐそこに近づいているのが、いまの日本です。

果たして、その時、認知症患者はどれくらいの数になっているのでしょうか。


2018年時点では、65歳以上で認知症を発症している人は、7人に1人でした。2025年には5人に1人といわれています。

これくらいの確率になると、「血縁に認知症の人はいない」という人は珍しくなるでしょう。認知症を発症している側になるのか、世話をしている側になるのか。いずれにしても、**これからの私たちは、かなりの確率で当事者になります。**

ここまで話してきたことを実践するとMCIで逃げ切れる確率は高くなりますが、残念ながら手遅れになることもあります。そのために身につけておきたいのが、認知症に関する知識と準備です。

認知症高齢者の1年間の在宅介護費用は約220万円

大切な人が認知症になったときに、問題になるのがお金のことです。
皆さんは、認知症の治療費はどれくらいかかると思いますか?

2015年に実施された認知症の医療費に関する調査によると、**1カ月の外来の治療費は1人当たり約4万円、入院の場合は約34万円**になります。

短期間で完治するような病気なら一時的な出費で済みますが、進行する病気である認知症は、発症すると病院のお世話になる期間が長くなります。高額療養費制度などを利用すれば自己負担は減りますが、それでも年間の出費としては大きいものです。

出費は病院だけでは終わりません。24時間365日付き添うことは不可能ですから、患者の症状や家庭の事情によっても変わってきますが、多かれ少なかれ介護サービスを利用することになります。

在宅介護にかかる費用は、年間でおよそ220万円と推計されています。

家族への負担はまだあります。

2015年に発表された厚生労働省・慶應義塾大学の研究報告によると、介護に要する時間等を代替費用法・遺失賃金法で計算した「インフォーマルケアコスト」を見たときに、要介護者1人当たりのインフォーマルケア時間は「週に24・97時間」、インフォーマルケアコストは「年間382万円」という結果が出ました。

さらに、社会全体が負担するコストで見てみましょう。

年間にかかる認知症の社会的費用は、医療費1・9兆円、介護費6・4兆円、インフォーマルケアコスト6・2兆円と推計されています。

現状は全体では14・5兆円ですが、この数字は2025年になると、20兆円近くに膨らむ可能性があると予想されています。

医療費が財政を圧迫していることはすでに問題視されていますが、**今のようなペースで認知症患者が増え続けると、国を頼ることさえできなくなる**かもしれません。

介護人材不足に徴兵制ならぬ「徴介護制」

身内の誰かが認知症になる。そんな時代になると、今以上に介護サービスを提供している側に負担がかかるようになります。大切な人と自分を守るために上手に活用していきたいサービスが、受けたくても受けられなくなる可能性があるのです。最大の課題は、介護人材の不足。平成29年度の「介護労働実態調査」によると、すでに66％の介護施設で人手が不足しているというアンケート結果が出ました。

人材不足の原因のひとつは、待遇にあります。

先ほどの調査によると、訪問介護員の月間平均給与は19万８４８６円、介護職員の平均は21万１４６４円。厚生労働省の「平成29年賃金構造基本統計調査」によると、２０１７年度の全産業の平均月給は30万４３００円。10万円前後も開きがあると、気持ちだけで続けられるものはでないでしょう。

「実家暮らしだからぎりぎり何とかなっている」。そんな声が多いと聞きます。

賃金に見合わないのが仕事内容です。

不規則な時間帯の仕事に加えて、最近は依頼する側の家族やサービスを受ける本人とのトラブルも増えているといいます。

待遇が悪い、仕事が肉体的にも精神的にもつらい。そんなイメージが拡散して、新しい人材を確保することもできない。それが、介護業界が慢性的な人材不足に陥っている原因と考えられます。


政府は2025年に253万人の介護職員が必要になると推計していますが、約38万人が不足するといわれています。さらに**2035年には、約79万人が不足する**と経産省が発表しています。

もしかすると、近い将来の日本では、徴兵制ならぬ「徴介護制」、強制的に一定期間介護の仕事を義務付けられる制度が始まっているかもしれません。

そうならないようにするには、自分や家族を認知症から守るしかないのです。

認知症に気づく3つのコミュニケーション

認知症を予防するためにできることは、何より早期発見です。

身近な人の認知症にいかに早く気づけるか。とはいっても、もしかして認知症？と疑っても、年のせいかもしれないし……、もともと忘れっぽい性格だから……などと、なかなか判断や決断がつきにくいものです。

そのヒントになるのが、コミュニケーションから認知症かどうかがわかる3つのポイントです。

①短時間に同じフレーズが何度も出てくる
②話題を変えても元の話題に戻す
③旬の話題についてこられない

①短時間に同じフレーズが何度も出てくる

認知症の人とのコミュニケーションでよくみられる特徴として、会話の中に何度も同じフレーズが出てくるというのがあります。

認知症は、初期の頃は昔のことよりも新しいことを忘れることが顕著になり、数分前の出来事も忘れてしまうので、同じことを何度も聞いたり話したりすることが多くなります。

別の日に同じフレーズが出てくるのは認知症でない人にもよくあることですが、**5分や10分の間に、同じ話題や同じフレーズを何度も繰り返すようであれば要注意。**認知症もしくはＭＣＩの可能性があります。

②話題を変えても元の話題に戻す

短い時間で何度も同じフレーズが出てくるときは、さりげなく違う話題に変わるように会話を誘導してみましょう。それでも**本人が同じ話題に戻したり、同じフレーズを繰り返したりするようであれば、認知症の可能性がより高い**といえます。

③旬の話題についてこられない

旬の話題を会話の中に取り入れて、どのような反応をするか確認してみるのもいいでしょう。

たとえば、「新型コロナウイルスってどんな病気？」と聞いてみます。「怖い病気」「感染症」くらいのことは、ある程度症状が進んでいても言えるかもしれません。

では次に、「コロナがいつ日本に入ってきましたか」と聞いてみましょう。まったく答えられなかったり、「3年前」とか「5年前」などと適当に言ったりする人は、時間や季節がわからなくなる見当識障害の疑いがあります。「2020年の2月か3月くらいからだったかな」くらいのことを言えるようであれば、認知機能に問題ないといえます。

そもそもコロナのことがわからなかったり、話しながらマスクを取ってしまったりするようなら、症状がかなり進んでいると考えられます。早々に専門の医療機関に相談するようにしましょう。

施設か、在宅か。本人が元気なうちに決める

在宅ケアを選ぶか、介護施設へ入居するか……。

身近な人が認知症を発症して介護が必要になったときに悩むテーマです。在宅ケアと介護施設のいずれにもメリットとデメリットがあり、どちらがいいとか悪いとか簡単に決められることでもありません。どちらかに決めたとしても、それで本当によかったのかと、後々悩むことにもなります。

そうならないように、認知機能が衰える前に家族で将来についてきちんと話しておくようにしましょう。

話し合うべきことはたくさんあります。

介護が必要になっても自宅で生活したいのか、誰に付き添ってもらいたいのか、介護施設に入るならどんな施設がいいのか、入居費用はどうするのか……。

介護する側の気持ちも伝えておくべきです。介護に対してどう思っているのか、介護するならどうしようと考えているのか、施設にお願いするならどんなところがいいのか、仕事はどうするのか……。

認知症を発症してしまったら、普通に会話ができなくなる可能性があります。介護する側もされる側も、思いを伝えられない、伝わらないことになります。そして、どうしたらいいのかわからず途方に暮れてしまう……ということになります。

しかし、**本人の意向を前もって聞いておけば、選択を迫られたときに、その結果をもとに最良な方法を導き出すことができる**はずです。

元気なときは介護の話題を切り出すのはなかなか難しいかもしれませんが、先送りしてはいけません。話し合う機会をつくり、家族の誰かが決断できるように価値観を共有しておく。それだけで、お互い安心できます。

もちろん、自分が将来もし認知症になったとしたらどのようにしたいのか、家族やまわりの人に伝えておくことも忘れないようにしましょう。

男性は80歳、女性は85歳を超えたら許してあげる

ここからは、MCIで逃げ切れなかったときのための接し方について話しておくことにしましょう。対応次第で、進行をゆるやかにすることができます。

もし、認知症を発症した方が男性80歳、女性85歳を超えていたとしたら、極端な話、何を話そうとも、どんな行動をとろうとも許してあげてください。

年をとれば誰でも認知機能が衰えます。平均寿命を超えるような年齢なら、なおさらでしょう。ですから、平均寿命を超えるような高齢の方のもの忘れに関しては、許してあげることです。

90歳の方で「もの忘れがひどい」といっても、年相応の老化現象かもしれません。

もちろん、自立して生活できない場合は専門医に相談することが必要になりますが、ある程度の認知機能の低下については寛容な心で受け止め、温かい目で見守ってあげることです。そうした対応が症状の進行をゆるやかにすることがあります。

「検診に行こう」

逆に、男性は80歳、女性は85歳以下なら「もう歳だから仕方ない」で片づけず、MCIで逃げ切れるような努力をしましょう。早期に発見できれば、進行を遅らせ、認知症を発症させないようにすることは可能です。

「あれ？」と思ったら、できるだけ早く行動するようにしましょう。

ここで問題になるのが、どうやって認知症の検査を受けさせるか。

高齢になってくると、口では「私は一生ボケない」と言っていても、「もしかしたら認知症になるかも？」という不安が心の中にあるものです。認知症と似たような症状である「もの忘れ」は誰にでも起こるものですから、少なからずあります。

人間は弱みを指摘されると否定するところがあって、「お父さん、認知症かもしれないね」と言われると、即座に「私は大丈夫」と答えます。そんな人に「認知症の検査に行ってみよう」と言っても頑なに断るはずです。

疑いがある家族を認知機能検査に連れ出すのに有効なのが、「検診に行こう」というひと言です。

要するに、認知機能を診てもらうのではなく、健康診断に行こうということです。健康診断なら定期的に行っているので、しぶしぶでもついてきます。そして、その**検診項目のひとつとして認知機能の検査もする**ということです。

できれば、気軽に行けるかかりつけの病院で検査ができるのが理想ですが、難しい場合は認知機能検査ができる医療機関を選ぶようにしましょう。

認知症専門医がいる医療機関は、日本老年精神医学会と日本認知症学会のホームページからも検索することができます。また、多くの自治体では認知症の研修を受けた専門の医療機関の情報を公開しているので、問い合わせてみるのもいいでしょう。

認知症の人を叱っても治らない

認知症が進行しても、羞恥心やプライドは変わらない

たとえかみ合わない会話だったとしても、普通では考えられない行動だったとしても、本人にその自覚はありません。それどころか間違ったことを言っているとか、迷惑をかけていることをしているなどとは思っていません。

認知症の方とのコミュニケーションでは、否定しない、叱らないというのが大原則。叱ったところで治らないし、逆に進行を早めることにつながります。

心がけたいのは、YES・BUT法。

たとえば、通いなれた近所のスーパーへの道順を間違えたとしても、否定するのではなくて「こっちが近道だから」といつもの道に誘導してあげるとか。

夜中に、玄関を開けて出ていこうとしたら、「徘徊したらダメ」と叱るのではなく、

「どこ行くの、一緒に行こうか」と声をかけてあげるとか。

冷蔵庫の中に洋服をしまおうとしていても、「どこに入れてるの」と叱るのではなく、「ありがとう。でもそこはいっぱいになっているから、向こうに持っていこうか」と洋服ダンスに連れて行ってあげるとか。

認知機能が低下しているといっても、その瞬間の言動は奇異でも、人の話を聞いているときはまともだったりします。**認知機能が完全に衰えてしまっているわけではなく、100点だった機能が70〜80点くらいになっているレベル。**感情もあるし、自信も持っています。

ですから、まず受け入れることです。そうすることで本人のプライドが保てます。疎外感を感じることがなければ、「ここは安全な場所」だと理解するようになります。心理的な不安がなくなれば、怒りやイライラからくる暴言や暴力などの認知症特有のBPSD（行動・心理症状）を抑えられるようになります。

頭ごなしの否定や大声で叱る行為は、特に男性相手のときは注意することです。かっときて血圧を上げるだけで、何の解決策にもなりません。

小学生の問題をやらせない

認知症の方の羞恥心やプライドを傷つけてしまう行為のひとつが、小学生用の問題集を渡して解かせること。渡している側は、認知機能が少しでも戻らないかという思いですが、その思いは渡された本人に届かないどころか、「バカにされている」と思ってしまいます。

認知機能が低下しているといっても、その問題集のレベルが子供用であることや、自分が大人であることはわかっているのです。

本人が嫌がることをやらせるのはストレスになるだけ。

脳に刺激を与えるために小学生の問題集を解かせたいなら、自分もしくは、孫がいるなら孫と一緒に遊びでやってみるというスタンスが必要です。

ただし、解けなかったからといって叱ったり、バカにしたりしないように注意しましょう。

幼稚言葉を使わない

小学生の問題集と並んでよくないのが、幼稚言葉を使うことです。どんなに認知機能が衰えても、「よくできたねー」とか、「おりこうさんだねー」などと子供あつかいされるのは、本人にとって気持ちいいことではありません。声をかけているほうに悪気はなくても、言われた側は見下されているように感じたり、バカにされていると思ったり、腹が立ったり、悲しい気持ちになったりします。

認知症が進行してひとりでできないことが増えてくると、家族や周囲の人は「何も理解できていない」と思ってしまいがちですが、大きな誤解です。**すべての物事を理解できなくなっているわけではないし、当たり前の感情もあります。**

何より忘れてはいけないのは、高齢者は自分よりたくさんの豊かな経験をしてきた人生の先輩であることです。最低限の敬意をもって接するようにしましょう。

認知症の人の「ごめんね」は、とりつくろい反応

認知症の方が、急に家族やまわりの人に「ごめんね」「こんなこともできなくなっちゃって……」と言い始めることがあります。

「ごめんね」と言われると、「認知機能が衰えていろんなところで面倒かけてごめんねと謝っているのかな」と思ってしまいます。

実はそれ、認知症の人によくみられる「とりつくろい」反応かもしれません。

認知障害のある人は、自分の状況がわかっていなくても上手に相手に話を合わせて、まるで憶えているかのような態度をとることがあります。特に、アルツハイマー病の人は、その場がシーンとすることを嫌がる傾向があります。

熊本大学の研究チームが、認知症の原因となる4つの病態「アルツハイマー病」、「脳血管障害を有するアルツハイマー病」「レビー小体型認知症」「軽度認知機能障害

（ＭＣＩ）」の患者を対象に行った調査によると、アルツハイマー病では、レビー小体型認知症の4・24倍、MCIの3・48倍のとりつくろい反応がみられることが明らかにされました。

とりつくろい反応は、認知症になった自分を少しでもよく見せようという自尊心からくる行動ですが、そこには間違いを指摘されて恥ずかしい思いをしたくないという心情とともに、その場の空気を壊したくないという気遣いもうかがえます。

とりつくろい反応に気づいたときは、「そうじゃないでしょ」「本当は覚えてないくせに」などと間違いを指摘するのではなく、認知症特有の症状なのだということを理解してあげることが大切です。

本人の話が事実と違っていたとしても、たいした間違いでなければ大目にみて、本人が傷つかないように会話や対応に配慮してあげましょう。

本人の聞こえるところで症状の話をしない

認知症の方の家族が、「うちのお母さん、最近時間がわからなくなっちゃって」とか、「お父さんがご飯食べたのを忘れて何度も食べたいって言うから困ってるんです」などと、本人が聞いている目の前で大きな声で話すことがあります。

もし、自分がお父さんやお母さんの立場だったらどう思うでしょうか。

それが事実だとしても、他人に話しているのを聞いたら嫌な気分になります。

認知機能が衰えると、何か言われても反応するまでに時間がかかったり、言葉でうまく表現できなかったりするので、「言ってもわからない」「どうせ理解していない」と誤解されやすいのですが、ゆっくり時間をかければ物事を理解したり、相手の表情や態度から雰囲気を察したりすることもできます。

つまり、**認知症だからといって「何もわからない人」ではない**ということです。

相手の気持ちを尊重し、心に寄り添った対応を心がけましょう。

夜の物色には、あえて手に取りやすいところに食べ物を置く

認知症のBPSDの症状のひとつに、夜に食べ物を物色するという行動があります。健常な人からみると、異常に映る光景だと思います。初めて、そのシーンに遭遇したときは、大切な人が壊れていく瞬間を目の当たりにして悲しい気持ちになることもあるでしょう。

そして、何度も繰り返されると、「こんな夜に何やっているの？　夜ごはんは食べたでしょう」と、つい声を荒げてしまうこともあるかもしれません。

しかし、本人に悪いことをしている自覚はありません。それどころか、叱られたことがストレスになって、さらに認知症の症状が進行してしまうことになります。

夜の物色のための最善策は、すぐに探せるようなところに、カロリーが低い食べ物を置いておくことです。食べたいなら、食べてもらうほうがいいのです。**あえて食べさせたほうが、探せない、食べられないというストレスがかからなくなります。**

昔の趣味を再開させる

認知機能の低下を遅らせる方法として推奨されているのが、過去に楽しんでいた趣味を再開させることです。趣味による認知症予防への効果はよく知られていて、さまざまな研究や調査からも明らかにされています。

日本老年学的評価研究（ＪＡＧＥＳ）が２０１０年に実施した「高齢者の趣味と認知症発症」に関する６年間の追跡調査によると、男女ともに**趣味の種類の数が多くなるほど認知症発症リスクが低くなる**、という結果が確認されています。

テニス、ゴルフ、水泳など、過去に楽しんでいたスポーツでもいいですし、絵画、書道、編み物、塗り絵、折り紙、囲碁・将棋など、何でもよいので本人が好きだった趣味を再開させてあげましょう。

認知症の親に昔の趣味を勧めてみたら、**家族も驚くほどの集中力で取り組み、認知**

症の症状が緩和されたというケースは珍しい話ではありません。

カラオケや合唱、楽器の演奏、あるいは音楽を聴くことも、脳の刺激になります。本人が昔好きだった思い出の曲をかけてみたり、一緒に歌ってみたりするのもいいでしょう。


趣味には、楽しみをつくり笑顔を生む効果もあります。

認知機能が衰える前の自分を思い出すことで自信を取り戻し、満足感や自己肯定感も高まります。

もちろん、本人が嫌がるようなことを無理にさせる必要はありません。

大切なのは、本人が興味を持ち楽しいと思えることを続けることです。

趣味を再開することが本人の喜びや生きがいになり、表情も明るくイキイキとして日常生活にも意欲的になれば、介護する家族にとって、これほどうれしいことはありません。

だから、脳をいつまでも健康に維持する

認知症を発症すると、ゆるやかな下り坂になります。もっと正確にいえば、下りの階段です。**平坦なところと、がくんと落ちるところがある**のが特徴です。

認知症の家族を持つ人が進行が早いと感じてしまうのは、しばらく進行が止まっているように見えていたのに、突然症状が悪化することがあるからだと考えられます。そのきっかけとなるのは、風邪をひいたりとか、インフルエンザにかかったりとか、認知症以外の体へのダメージです。

身近な人が認知症と診断されたときにできることは、できる限り下の段に行かせないようにすることです。つまり、**改善ではなく、現状維持。**認知症と診断された2年前とあまり雰囲気も変わらないし、世話をする側の手間も変わらない。本人もニコニコしている。それで十分なのです。

しかし、本当に大切なことは、自分も含め、身近な人が認知症を発症しないようにすることです。遅くともＭＣＩで発見し、そのまま人生を逃げ切ることです。

第７章で紹介したことは、あくまでも最終手段。認知症を発症してしまったときの対処法です。

認知症は、現段階では治らない病気です。しかし、予防することはできます。脳をいつまでも健康な状態で維持できれば、発症することはありません。

生活習慣病を引き起こすような食生活を改め、必要ならサプリメントを摂り、適度な運動を習慣にし、ストレスがかからない生活と脳に刺激を与える生活を心がける。そして、定期的に認知機能検査を受ける。

これだけで、認知症を予防することができます。誰に迷惑をかけることなく、幸せな人生を送れるのです。

おわりに

本書を最後までお読みいただき、ありがとうございます。

今回の執筆にあたり、専門家の先生方に詳しくお話をうかがいながら、できるだけわかりやすく、「どうすれば脳の健康を維持できるのか」について伝えることを目指しました。皆さんがこの本を通してご自身の脳について少しでも理解を深め、生涯健康で楽しく生きることができるよう願っています。


日本では脳の健康がとても注目されています。

私自身も18歳の頃の大手術の経験以降、目や脳のことで困っている人を救いたいとの想いを強くもち「わかさ生活」を創業しました。

事業を営む中で、多くのお医者様や専門家の先生方とご縁を結ぶことができました。

多くの先生方と研究を続ける中で、スペアミントに含まれる「ロスマリン酸」という素材が良いということにたどり着き、素材の故郷であるアメリカを訪れて自分の目で素材の調査を行いました。多くの方に脳の健康に役立つ情報を伝えたい、「ロスマリン酸」を知っていただきたいとの想いから、「ロスマリン酸研究会」を立ち上げたり、医師の先生方との共同研究や商品の共同開発を行っています。

今回の書籍でご監修いただいた先生方は、「ロスマリン酸研究会」でもご助力いただき、お世話になった先生方です。

私自身、２０２１年で還暦を迎えます。今も事業を営む中で、これからも世のため人のためになる活動を行っていきたいと思っています。

脳のために役立つ成分として、今まさに「ロスマリン酸」の研究が進み、脳の健康や認知症予防に対する期待が高まっています。

最後に、本書の監修にご協力いただいた阿部康二先生、森下竜一先生、古和久朋先生、河田康志先生には大変お世話になりました。この場を借りて御礼申し上げます。ありがとうございました。

角谷 建耀知

著者

角谷 建耀知

株式会社わかさ生活 代表取締役社長。

18歳の時、脳腫瘍の大手術を受け、命と引き換えに視野の半分を失う。自身の経験から、自分のように目で困っている人の役に立ちたいとの想いで、1998年に株式会社わかさ生活を創業。著書に『花鈴のマウンド』や『女子高生と魔法のノート』があり、現在は健康雑誌『若々』も発刊中。

監修

阿部 康二 (岡山大学脳神経内科 教授)

1981年東北大学医学部卒業。1987年東北大学神経内科大学院修了(医学博士)。1988年米国ハーバード大学神経内科学教室留学。内科学会認定内科指導医、内科学会認定医、神経学会理事・専門医、脳卒中学会幹事・専門医、認知症学会専門医、世界脳循環代謝学会理事長。NHK「きょうの健康」など出演。

森下 竜一 (大阪大学大学院臨床遺伝子治療学寄附講座 教授)

1962年生まれ。阪大医学部卒。2002年自ら創業したバイオベンチャー「アンジェス」を上場。阪大大学院遺伝子治療学教授を経て、内閣官房健康・医療戦略室参与、前内閣府規制改革推進会議委員。

古和 久朋 (神戸大学大学院保健学研究科 教授)

1970年東京都生まれ。95年東京大医学部卒。2004年3月、同大大学院修了。同大学病院で認知症専門外来を立ち上げ、10年に神戸大へ。神戸大医学部付属病院の専門外来「メモリークリニック」で認知症専門医として診療に携わる。

河田 康志 (鳥取大学工学部生物応用工学科 教授)

1985年大阪大学大学院理学研究科博士課程修了、理学博士。1985年大阪大学理学部生物学科教務職員。1988年京都大学理学部化学科助手。1992年鳥取大学工学部生物応用工学科助教授。2000年鳥取大学工学部生物応用工学科教授、現在に至る。

主な参考文献

・『アルツハイマーは脳の糖尿病だった』森下竜一／桐山秀樹（青春出版社）
・『もの忘れと認知症』J.C.ブライトン（みすず書房）
・『40歳から始める「脳の老化」を防ぐ習慣』和田秀樹（ディスカヴァー携書）
・『解毒・神経再生治療でアルツハイマー病は予防・治療できる！』白澤卓二（すばる舎）
・『アルツハイマー病　真実と終焉』デール・ブレデセン（ソシム）
・ニュートン別冊『脳のしくみ』
・健康長寿ネット（tyojyu.or.jp）
・ロスマリン酸研究会｜ Rosmarinic acid labo（rosmarin-labo.jp）
・認知症とは？原因・症状・対処法から予防まで｜認知症ねっと（ninchisho.net）
・認知機能低下および認知症 のリスク低減（WHOガイドライン）20200410_theme_t22.pdf（jri.co.jp）
・認知症施策の総合的な推進について（参考資料）令和元年6月20日 厚生労働省老健局（mhlw.go.jp）
・平成29年版高齢社会白書（全体版）（PDF版）- 内閣府（cao.go.jp）
・国立研究開発法人 国立長寿医療研究センター（ncgg.go.jp）
・e-ヘルスネット（厚生労働省）（mhlw.go.jp）
・認知症｜病名から知る｜こころの病気を知る｜メンタルヘルス｜厚生労働省（mhlw.go.jp）
・認知症の社会的コスト　Societal cost of dementia｜慶應義塾大学ストレス研究センター（keio.ac.jp）
・EurekAlert! Science News Releases
・厚生労働科学研究成果データベース　MHLW GRANTS SYSTEM（niph.go.jp）
・Alzheimer's Association｜Japanese（https://www.alz.org/asian）
・統計局ホームページ/平成29年就業構造基本調査（stat.go.jp）
・高齢者等の交通事故防止　警視庁（metro.tokyo.jp）
・平成28年 国民生活基礎調査の概況（mhlw.go.jp）
・神戸市 認知症の人にやさしいまち『神戸モデル』｜認知症診断助成制度（kobe-ninchisho.jp）
・アイトラッキングシステムを用いた認知症スクリーニングの可能性｜2020年｜記事一覧｜医学界新聞｜医学書院（igaku-shoin.co.jp）
・日本認知症学会 Japan Society for Dementia Research（umin.jp）
・新型コロナウイルス感染症の拡大により、認知症の人の症状悪化と家族の介護負担増の実態が明らかに 〜 全国945施設・介護支援専門員751人のオンライン調査結果 〜｜広島大学（hiroshima-u.ac.jp）

長生きでも脳が老けない人の習慣

発行日　2021年3月29日　第1刷
発行日　2024年3月15日　第10刷

著者　角谷建耀知

監修　阿部康二
森下竜一
古和久朋
河田康志

本書プロジェクトチーム
編集統括　柿内尚文
編集担当　中山景
デザイン　山之口正和、沢田幸平（OKIKATA）
編集協力　洗川俊一
イラスト　石玉サコ
校正　荒井よし子
DTP　藤田ひかる（ユニオンワークス）

営業統括　丸山敏生
営業推進　増尾友裕、綱脇愛、桐山敦子、相澤いづみ、寺内未来子
販売促進　池田孝一郎、石井耕平、熊切絵理、菊山清佳、山口瑞穂、
吉村寿美子、矢橋寛子、遠藤真知子、森田真紀、
氏家和佳子
プロモーション　山田美恵

編集　小林英史、栗田亘、村上芳子、大住兼正、菊地貴広、
山田吉之、大西志帆、福田麻衣
講演・マネジメント事業　斎藤和佳、志水公美
メディア開発　池田剛、中村悟志、長野太介、入江翔子
管理部　早坂裕子、生越こずえ、本間美咲
発行人　坂下毅

発行所　株式会社アスコム

〒105-0003
東京都港区西新橋2-23-1　3東洋海事ビル
編集局　TEL：03-5425-6627
営業局　TEL：03-5425-6626　FAX：03-5425-6770

印刷・製本　中央精版印刷株式会社

Printed in Japan ISBN 978-4-7762-1122-8